安心して飲みたい人のための
健康食品ガイド

元国立健康・栄養研究所理事長／
東京医科歯科大学名誉教授／神奈川工科大学教授
田中平三 [監修]

同文書院

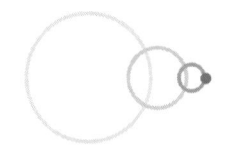

推薦のことば

　今般、健康食品・サプリメントの素材（原材料）や成分138項目についての『ナチュラルメディシン・データベース』の手引書が同文書院から出版されることとなりました。

　現在は健康食品という名のもとに、おびただしい数の製品が市場にあふれています。冒頭に「健康」という字がついているだけに、忙しい平素の生活や食事摂取の不規則な生活を気にしている方が、これさえ十分にとれば何とか健康が保てる、という間違った考えから、宣伝の華やかな製品を常用しているというようなことが増えてきました。

　テレビ、新聞、雑誌、折り込み広告などでは、健康食品・サプリメントを摂ってさえいれば、健康が守られ、病気の予防や治療となるかのようなことが、言葉たくみに宣伝されています。このため、多くの種類の健康食品・サプリメントを、しかも大量に摂取している人がおられます。医師の処方による医薬品と併用し、健康被害を訴える患者さんも、少なからずあるのが現状です。

この本は、続々と市場にあらわれる健康食品・サプリメントが、どのような効用をもつか、その「有効性のレベル」や「安全性」、「医薬品との相互作用」の科学的根拠のレベルがどうであるかについて解説しています。そして、本書は、企業側にも消費者団体にも片寄らず、純粋に学術的な立場から書かれていますので、信頼性が非常に高いものであると考えます。

　このようなニーズを受けて本書が、各医療施設の医療従事者だけでなく、薬局やまた個人にも広く活用されることが大いに期待されます。また、本書の出版は専門的ならびに社会的意義が大きいと信じ、日本中に広く読者をもつことを期待します。

聖路加国際病院理事長・名誉院長
日野原重明

[監修]

田中平三
元国立健康・栄養研究所理事長
東京医科歯科大学名誉教授
神奈川工科大学教授

CONTENTS

- ●この本について……………………………………………… viii
- 「ナチュラルメディシン・データベース」の基本的な考え方 ……………… viii
- この本をよりよく活用していただくために…………………………… ix
  - 素材・成分情報を正しく理解していただくために ………… xi
  - ハイクオリティ認証について ……………………………… xiii
  - この本の見方 ………………………………………………… xiv

●本編

アーティチョーク…………2	エゾウコギ………………31
亜鉛………………………3	N-アセチルシステイン … 32
アガリクス茸……………6	オート麦…………………34
アスタキサンチン………7	オリーブオイル…………35
アセロラ…………………8	オリゴ糖…………………36
アマニ油…………………9	カシス……………………37
アルギニン………………10	カフェイン………………38
アルギン…………………12	カリウム…………………42
α-ヒドロキシ酸…………12	カルシウム………………44
α-リノレン酸……………14	ガルシニア………………46
α-リポ酸…………………15	カルニチン………………47
アルファルファ…………16	寒天………………………49
アロエ……………………18	ガンマ-アミノ酪酸………50
イチョウ葉………………20	キサンタンガム…………51
イノシトール……………22	キシリトール……………51
ウーロン茶………………23	キトサン…………………52
ウコン……………………26	ギムネマ…………………53
エイコサペンタエン酸……27	共役リノール酸…………54
エキナセア………………29	魚油………………………55

グアーガム	58	タイム	109
クコ属	60	タマネギ	110
クズ	61	チキンコラーゲン	112
グリシン	63	中鎖脂肪酸	113
グルコサミン	64	朝鮮人参	114
グルタミン	65	鉄	117
グレープフルーツ	67	デビルズクロー	119
クロム	69	銅	122
クロレラ	70	唐辛子	123
桑	72	冬虫夏草	125
コエンザイム Q-10	73	ドコサヘキサエン酸	126
米ぬか	74	ナイアシン	128
コラーゲン	76	ナットウキナーゼ	130
コリン	77	ニガウリ	132
コンドロイチン硫酸	78	乳酸菌	133
サイリウム	80	にんにく	135
ザクロ	82	ノコギリヤシ	137
サメ軟骨	83	バナジウム	138
シソ	85	パントテン酸	140
シャークリバーオイル	86	ヒアルロン酸	141
ショウガ	86	ビール酵母	142
植物ステロール	88	ビオチン	143
スイートオレンジ	89	ビタミン A	144
ステビア	90	ビタミン B_1	147
スピルリナ	92	ビタミン B_2	148
スルフォラファン	93	ビタミン B_6	149
セージ	94	ビタミン B_{12}	151
セイヨウトチノキ	96	ビタミン C	152
セネガ	98	ビタミン D	155
セレン	99	ビタミン E	157
セント・ジョンズ・ワート	101	ビタミン K	159
センナ	105	ビフィズス菌	161
大豆	107	ヒヨス	162

ビルベリー…………………163	マテ…………………………188
フスマ………………………165	マリアアザミ………………191
ブラックコホシュ…………166	マンガン……………………192
ブルーベリー………………168	メリロート…………………194
プロポリス…………………169	ヨーグルト…………………195
ブロメライン………………170	葉酸…………………………197
分岐鎖アミノ酸……………171	ヨウ素………………………199
β-カロテン ………………173	ラクトフェリン……………201
ヘスペリジン………………175	リコピン……………………202
紅麹…………………………176	緑茶…………………………203
紅花…………………………178	ルイボスティー……………207
ホエイプロテイン…………179	ルチン………………………208
ホスファチジルセリン……181	ルテイン……………………209
ボラージ……………………182	霊芝…………………………210
マイタケ……………………184	レシチン……………………212
マカ…………………………185	レッドクローバー…………213
マグネシウム………………186	ローヤルゼリー……………215

●付録……………………………………………………………………………… 217
　医薬品との相互作用があるおもな健康食品・サプリメント …………………218
　症状別　健康食品・サプリメントの効き目一覧 ………………………………222
　解説：病気、症状などの医学用語 ………………………………………………237

●総索引…………………………………………………………………………… 249

Staff
カバー・本文イラスト	上田惣子
装丁・本文デザイン	中野岳人
校正	夢の本棚社
編集	門馬説子

この本について

「ナチュラルメディシン・データベース」の基本的な考え方

　この本は、アメリカの「ナチュラルメディシン・データベース」[日本語版＝日本医師会／日本薬剤師会／日本歯科医師会総監修：健康食品・サプリメント（成分）のすべて、日本健康食品・サプリメント情報センター、同文書院、2011]に基づいて、もっともよく摂取されている項目を厳選し、各素材または成分について、「ほかの呼び名など」「効き目」「安全性」「一緒に飲んではいけない医薬品・一緒に飲む時は注意が必要な医薬品」をコンパクトにまとめたものです。

＊＊＊＊＊＊＊＊＊＊＊＊＊＊＊＊＊＊＊＊＊＊＊＊＊＊

○「ナチュラルメディシン・データベース」とは……

　初めて「ナチュラルメディシン・データベース」が刊行されましたのは1999年です。この「データベース」の編集委員は、アメリカの大学教授、医師、薬剤師など約90人で、健康食品・サプリメント関連企業の株を保有しないなど、企業とは一線を画して、学術的立場から健康食品・サプリメントを見つめています。企業内の報告書、民間で伝承的に信じられている話、一

般の人や俳優の体験談などには厳しい態度でのぞんでいます。編集委員は、82,000の製品、17,000の論文を閲覧し、1,100の素材（原材料：大豆、アロエ、イチョウ葉など）あるいは成分（イソフラボン、EPA、カルシウムなど）について、「有効性」「安全性」「医薬品との相互作用」、その他を、科学的根拠に基づいて記述しています。このようなことから、アメリカのFDA（食品医薬局）やカナダのHealth Protection Agency（健康増進庁）などに採用され、わが国では国立健康・栄養研究所「健康食品の安全性・有効性情報サイト」などに引用されています。

各素材・成分の解説の最初には、素材の原産地、成分の食品中含有量などに加えて、歴史的にあるいはある民族の中で伝統的に使われてきた理由（病気など）が書かれています。しかし、必ずしも科学的根拠があるとは限りません。「効き目は？」の項目で、その真偽を確かめてください。

この本をよりよく活用していただくために

○「効き目」のレベル表示について

「ナチュラルメディシン・データベース」は、各素材・成分の有効性を6段階に厳格に分類しています。本書ではこれを簡潔に4段階にまとめました。

［レベルA］…効きます、またはおそらく効きます。

［レベルB］…効くと断言はできませんが、効果の可能性が科学

的に示されています。
[レベルC]…効かない可能性が高いです、または効きません。
[科学的データが不十分]…現段階で結論づけることはできません。今後より多くの研究が必要です。

　結論としましては、[レベルC]や[科学的データが不十分]と評価されている素材・成分は摂取しない方がよいでしょう。

　なお、同じ成分であっても、通常の食べ物から摂取する場合とサプリメントから摂取する場合とでは、「効き目」や「安全性」が異なることがありますので、注意してください。

○**医薬品との相互作用について**

　医薬品のなかには、健康食品・サプリメントと一緒に飲むことで、効果がより期待されるようになるものがあります。しかし反対に、医薬品の吸収や代謝を促進したり阻害したりして、医薬品の効き目が強くなったり弱くなったりすることがあり、治療効果が得られない、あるいは体調を崩してしまった、などの問題が起こります。これを「相互作用」といいます。この「相互作用」すなわち、いわゆる「のみあわせ」についての記述は、本書の大きな特徴のひとつで、他の本には見られない点です。

　この本では、なんらかの相互作用を起こす可能性が高いものについて「一緒に飲む時は注意が必要な医薬品」、重篤な症状があらわれる可能性があるものについて「一緒に飲んではいけない医薬品」としました。

このような「相互作用」を避けるために、健康食品・サプリメントを飲んでいる方が医薬品を処方された場合は、健康食品・サプリメントの摂取の是非を、医師・薬剤師に相談してください。

また、健康食品・サプリメントを利用して、もし体調に異常を感じられたときは、すぐに摂取を中止し、医療機関を受診してください。

○**医薬品の「一般名」と「商品名」について**

この本では、医薬品の名前を一般名で記載しています。一般名とは学名や科学名のことで、世界共通の名称です。

素材・成分情報を正しく理解していただくために

健やかでQOL(Quality of Life。生活の質)豊かな生活を送るためにはバランスのとれた食生活が何より重要であることは、ここで言及するまでもありません。現在、さまざまな健康食品・サプリメントが流通しているなか、それぞれの健康食品・サプリメントの特性を十分に理解し、個人の判断で適正な健康食品・サプリメントを選択し、的確に摂取することが求められています。

みなさんが商品を適切に選択できるよう、そのためのひとつの参考情報として「健康食品・サプリメント」に添加されている素材・成分の安全性や効き目、さらに医薬品との相互作用に

ついて、「ヒト試験」に基づく科学的根拠を、わかりやすくまとめました。

とくに、ご注意いただきたいのは、本書は素材・成分に関する情報の収載であり、個々の市販製品の安全性や効き目または、医薬品との相互作用を示す情報ではないということです。

市販製品の安全性や有効性、または医薬品との相互作用は、製品の品質（適用された素材・成分、製造法など）により異なります。つまり、本書記述の素材・成分が、製品に含まれているとしても、その安全性や有効性が、本書の内容と、必ずしも一致するとは限りません。あくまで市販製品を選択するうえで、ひとつの目安（参考資料）とお考えください。

ハイクオリティ認証について

　日本健康食品・サプリメント情報センターは、この本の原典となっている「ナチュラルメディシン・データベース」と提携して、わが国で市販されている製品の安全性を認証しています。認証者は大学などの研究者のみで、企業の研究者はもちろんのこと消費者団体の方も入っていません。健康食品・サプリメントの三つ星マークで、次のことを第三者として認証するものです。

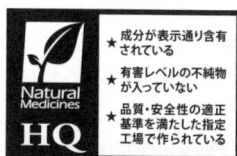

　①主成分は表示されているとおりの量が入っていること
　②有害なものは含まれていないこと
　③品質管理や製造管理の適切な工場で作られていること

　ハイクオリティ認証を受けている健康食品・サプリメントは、安全なものであると考えていただけます。
提供：一般社団法人日本健康食品・サプリメント情報センター
　　　（JAHFIC）

この本の見方

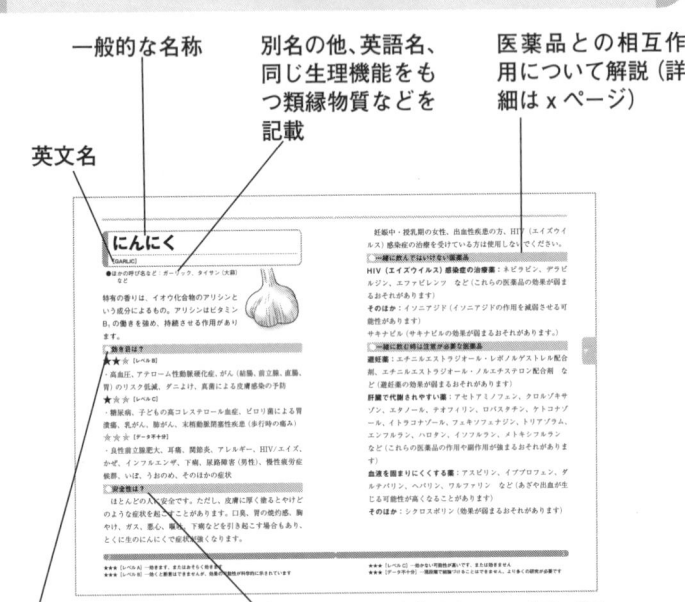

- 一般的な名称
- 別名の他、英語名、同じ生理機能をもつ類縁物質などを記載
- 医薬品との相互作用について解説（詳細は x ページ）
- 英文名

にんにく
(GARLIC)

●ほかの呼びかた：ガーリック、タイサン（大蒜）など

特有の香りは、イオウ化合物のアリシンという成分によるもの。アリシンはビタミンB₁の働きを強め、持続させる作用があります。

効き目は？
★★★★ [レベル①]
・高血圧、アテローム性動脈硬化症、がん（結腸、前立腺、直腸、胃）のリスク低減、ダニよけ、真菌による皮膚感染の予防
★★★ [レベル②]
・糖尿病、子どもの高コレステロール血症、ピロリ菌による胃潰瘍、乳がん、脂がん、末梢動脈閉塞性疾患（歩行時の痛み）
★★ [レベル③]
・良性過形成肥大、耳鳴、関節炎、アレルギー、HIV/エイズ、かぜ、インフルエンザ、下痢、尿路障害（男性）、慢性疲労症候群、いぼ、うおのめ、そのほかの症状

安全性は？
ほとんどの人に安全です。ただし、皮膚に厚く塗るとやけどのような症状を起こすことがあります。口臭、胃の焼け感、胸やけ、ガス、悪心、嘔吐、下痢などを引き起こす場合もあり、とくに生のにんにくで症状が強くなります。

妊娠中・授乳期の女性、出血性疾患の方、HIV（エイズウイルス）感染症の治療を受けている方は使用しないでください。

一緒に飲んだら効かなくなる医薬品
HIV（エイズウイルス）感染症の治療薬：ネビラピン、デラビルジン、エファビレンツ など（これらの医薬品の効果が弱まるおそれがあります）
そのほか：イソニアジド（イソニアジドの作用を減弱させる可能性があります）
サキナビル（サキナビルの効果が弱まるおそれがあります。）

一緒に飲む時は注意が必要な医薬品
避妊薬：エチニルエストラジオール・レボノルゲストレル配合剤、エチニルエストラジオール・ノルエチステロン配合剤 など（避妊薬の効果が弱まるおそれがあります）
肝臓で代謝されやすい薬：アセトアミノフェン、クロルゾキサゾン、エタノール、テオフィリン、ロバスタチン、テトラコナゾール、イトラコナゾール、フェキソフェナジン、トリアゾラム、エフロルン、ハロタン、イソフルラン、メキシフルラン などこれらの医薬品の作用や副作用が強まるおそれがあります）
血液を固まりにくくする薬：アスピリン、イブプロフェン、ダルテパリン、ヘパリン、ワルファリン など（あざや出血が生じる可能性が高くなることがあります）
そのほか：シクロスポリン（効果が弱まるおそれがあります）

- 「効き目」を4段階に分類（詳細は ix ページ）
- 確認されているものについては、「日本人の食事摂取基準（2010年版）」に基づき、1日あたりの「推奨量」や「目安量」「耐容上限量」などを記載しています。

本文中「ウイルソン病*」などのように「 * 」印のついた語句は、巻末付録の「解説：病気、症状などの医学用語」に解説が収載されています。

イソフラボン 参照▶ 大豆 (107 ページ)
本文中の上記のような記述は、本書に「イソフラボン」は成分としては掲載されていませんが、「大豆」の中に記述があることを表しています。

安心して飲みたい人のための
健康食品ガイド　　　本　編

アーティチョーク

[ARTICHOKE]

●ほかの呼び名など：朝鮮アザミ

効き目は？

★★☆ [レベルB]

・胃症状（嘔吐、悪心、腸内ガス、痛み）、高コレステロール血症

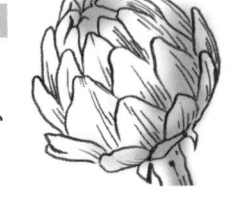

★☆☆ [レベルC]

・二日酔いの予防

★★★ [データ不十分]

・過敏性腸症候群＊、水分貯留（浮腫。むくみ）、ヘビ咬傷、腎障害、貧血、関節炎、肝障害、胆石の予防、高血圧

安全性は？

食べ物に含まれている量を摂取しているなら安全です。腸内ガス、アレルギー反応（とくにマリーゴールドやデイジーなどにアレルギーのある人）を引き起こす場合があります。

胆管閉塞や胆石の患者は使用してはいけません。妊娠中・授乳期の使用の安全性については情報不十分ですので、使用を控えてください。

一緒に飲む時は注意が必要な医薬品

医薬品との相互作用は明らかではありません。医薬品を服用している方は、ご使用前に医師または薬剤師にご相談ください。

★★★ [レベルA] …効きます、またはおそらく効きます
★★☆ [レベルB] …効くと断言はできませんが、効果の可能性が科学的に示されています

亜鉛

[ZINC]

●ほかの呼び名など：元素記号はZn

亜鉛は人の体内に存在し、ごくわずかな量でも健康維持に欠かせない「必須微量元素」のひとつ。体の機能やさまざまな酵素の合成に不可欠で、大変重要なミネラルです。食品では魚介類のカキにもっとも多く含まれます。

●効き目は？

★★★ [レベルA]

・亜鉛欠乏、ウイルソン病*（銅蓄積症）、栄養不良児童の下痢、日常的な亜鉛サプリメントの摂取は推奨できません。

★★☆ [レベルB]

・かぜ（普通感冒）の早期回復（トローチやドロップタイプ）、拒食症など摂食障害におけるうつ症状緩和と体重増加の促進、味覚の異常や減退、にきび、閉経期の骨粗鬆症（マンガン、カルシウムとの併用）、ハンセン病、腸性肢端皮膚炎（遺伝性です。四肢の先端に、水疱、出血、かさぶたなどの皮疹が現れ、続いて脱毛、下痢などが起こります。）、胃潰瘍予防、亜鉛不足による鎌状赤血球貧血*、亜鉛不足による筋けいれん予防や足の潰瘍、歯磨き剤・マウスウォッシュによる歯石予防、やけど痕の回復、栄養不良児童のビタミンA増加、注意欠陥多動性障害*

★☆☆ [レベルC]

・湿疹、乾癬*、抜け毛、関節炎、白内障、栄養不良児童のマラリア、炎症性腸疾患、耳鳴り、HIV/エイズ*の下痢消耗症

★☆☆ [レベルC] …効かない可能性が高いです、または効きません
☆☆☆ [データ不十分] …現段階で結論づけることはできません。より多くの研究が必要です

候群、インフルエンザ予防、HIV/エイズ*感染母体胎児の成長、妊婦の血中鉄濃度の上昇（鉄、葉酸サプリメントとの併用）

★★★ [データ不十分]

・アルツハイマー病*、皮膚のしわ、クローン病*、潰瘍性大腸炎*、糖尿病、ダウン症候群、栄養失調児童の肺炎予防、骨粗鬆症、再発性耳感染症、男性の性的問題、がん予防、頭部外傷、HIV/エイズ*関連感染症、未熟児の死亡率の低下、そのほかの症状

● 安全性は？

1日の摂取推奨量*は成人男性8〜9mg、成人女性7mg（妊娠中・授乳期は+3mg）、耐容上限量*は男女とも30mg。摂取基準内であれば、妊娠中・授乳期の方を含めほとんどの人に安全です。

しかし、人によっては、悪心、嘔吐、下痢、腎臓や胃への損傷などの副作用が現れる場合があるため、サプリメントとしてとる場合は医師、薬剤師に相談のうえ、耐容上限量*を守って利用しましょう。

また、1日40mg以上の摂取では発熱、せき、胃の痛み、疲労などの過剰症を起こすおそれがあります。サプリメントとして1日に100mg以上の高用量、または10年以上の摂取で前立腺がんのリスク*が倍増し、450mg以上で血液の異常、1回に10g以上の摂取で生命の危機に及ぶ可能性もあります。

また、点鼻薬やスプレーなど鼻腔内で使用すると嗅覚に異常をきたすおそれがありますので、鼻スプレーの使用は避けてください。

★★★ [レベルA] …効きます、またはおそらく効きます
★★☆ [レベルB] …効くと断言はできませんが、効果の可能性が科学的に示されています

出産直前の3カ月間に1回100mgを1日3回飲んだ例では早産や死産が発生しており、妊娠中・授乳期にある方は耐容上限量*を必ず守りましょう。

　HIV/エイズ*感染者は生存期間が短縮するおそれがあるため使用しないでください。

●一緒に飲む時は注意が必要な医薬品

抗生物質（テトラサイクリン系）：テトラサイクリン、デメクロサイクリン、ミノサイクリン（亜鉛と併用すると、テトラサイクリンの効果を弱めるおそれがあります）

抗生物質（キノロン系）：シプロフロキサシン、エノキサシン、ノルフロキサシン、スパルフロキサシン、トロバフロキサシン、グレパフロキサシン（亜鉛と併用すると抗生物質の効き目が弱くなるおそれがあります）

ウイルソン病*および慢性関節リウマチ用薬：ペニシラミン（亜鉛を併用するとペニシラミンの吸収量が減少しその効き目が弱くなるおそれがあります）

抗がん薬：シスプラチン（亜鉛をシスプラチンと併用すると、シスプラチンの副作用を増大させるおそれがあります）

利尿薬：アミロライド、スピロノラクトン、トリアムテレン、クロロチアジド、ヒドロクロロチアジド、インダパミド、メトラゾン、クロルタリドン（併用すると亜鉛濃度が多くなりすぎます）

★★★　[レベルC] …効かない可能性が高いです、または効きません
★★★　[データ不十分] …現段階で結論づけることはできません。より多くの研究が必要です

アガリクス茸

[Agaricus]

●ほかの呼び名など：アガリクスブラゼイムリル（Agaricus blazei）、カワリハラタケ、サンマッシュルーム、ヒメマツタケ など

免疫刺激、抗酸化*、抗腫瘍については予備的な研究途上の段階です。

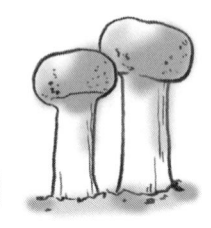

●効き目は？

★★☆ [レベルB]

・2型糖尿病のインスリン抵抗性の低下（糖尿病治療薬との併用によります）

★★★ [データ不十分]

・がん化学療法による副作用の抑制

●安全性は？

アガリクス茸エキスは、最長12週間までなら安全なようです。糖尿病の患者の中には低血糖症を起こすこともあります。がん治療中に摂取すると、重症の肝毒性を起こす人もいます。

妊娠中・授乳期、2週間以内に手術を受ける予定の方、肝臓病の方は使用してはいけません。

●一緒に飲む時は注意が必要な医薬品

血糖値を下げる薬（糖尿病治療薬）： グリメピリド、グリブリド、インスリン、ピオグリタゾン、ロシグリタゾン、クロルプロパミド、グリピザイド、トルプタミド など（アガリクス茸を血糖値を下げる薬と併用すると血糖値が下がりすぎるおそれがあります）

★★★ [レベルA] …効きます、またはおそらく効きます
★★☆ [レベルB] …効くと断言はできませんが、効果の可能性が科学的に示されています

アスタキサンチン

[ASTAXANTHIN]

●ほかの呼び名など：微細藻類、カロテノイド類　など

色素成分であるカロテノイドの一種で、エビやカニ、タイなどの体表やサケの身の赤い色のもととなります。抗酸化*力が強く、紫外線や酸化から細胞を守ると考えられています。

効き目は？

★★★［データ不十分］

・加齢黄斑変性症*等の眼障害、アルツハイマー病*、パーキンソン病*、脳卒中後の回復改善、がん予防、血清コレステロール値の低下、紫外線から皮膚を守る、そのほかの症状

安全性は？

食べ物からの摂取量内では安全ですが、サプリメントや化粧品など塗布使用での安全性は不明です。妊娠中・授乳期の方は使用をしないでください。

一緒に飲む時は注意が必要な医薬品

医薬品との相互作用は明らかではありません。医薬品を服用している方は、ご使用前に医師または薬剤師にご相談ください。

アスコルビン酸　参照▶　ビタミンC（152ページ）

★★★［レベルC］…効かない可能性が高いです、または効きません
★★★［データ不十分］…現段階で結論づけることはできません。より多くの研究が必要です

アセロラ

[ACEROLA]

●ほかの呼び名など：西インドチェリー、バルバドスチェリー　など

カリブ海に面した西インド諸島原産のサクランボに似た熱帯フルーツ。ビタミンCが豊富で、その含有量はレモンの十～数十倍といわれています。

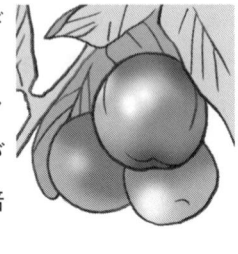

●効き目は？

★★★ [レベルA]

・壊血病（ビタミンC欠乏症）予防

★★★ [データ不十分]

・心疾患予防、かぜ予防、がん予防、虫歯、うつ、そのほかの症状

●安全性は？

ほとんどの成人に安全ですが、悪心、胃けいれん、眠気、不眠症などを起こす可能性があり、とり過ぎは下痢を起こす場合もあります。

妊娠中・授乳期の方、腎臓病、腎臓結石、痛風患者の方は使用しないでください。

●一緒に飲む時は注意が必要な医薬品

エストロゲンを含む薬：エストロゲン、エチニルエストラジオール、エストラジオール（アセロラはビタミンCを大量に含んでいます。ビタミンCはエストロゲンの吸収量を増大させてそ

★★★ [レベルA] …効きます、またはおそらく効きます
★★☆ [レベルB] …効くと断言はできませんが、効果の可能性が科学的に示されています

の作用と副作用を増大させます）

そのほか：フルフェナジン（線虫治療薬、抗精神薬の原料）、ワルファリン（抗血栓薬、抗血液凝固薬）（アセロラにはビタミンCが含まれています。ビタミンCを多量に摂取するとワルファリンの効果を弱めるおそれがあります）

アリシン 参照 にんにく（135ページ）

アマニ油
[FLAXSEED OIL]

●ほかの呼び名など：フラックスオイル、亜麻仁油、リノレン酸 など

アマニ油（亜麻仁油）は、フラックス（学名：Linum usitatissimum）の種子の油です。α-リノレン酸（14ページ）などの不飽和脂肪酸を含んでいます。

効き目は？

★★★ [レベルC]

・高脂血症、関節リウマチ

★★★ [データ不十分]

・注意欠陥多動性障害*、アテローム性動脈硬化（粥状動脈硬化）、乳がんのリスク低減、冠動脈性心疾患、糖尿病、高血圧、前立腺がんのリスク増加、ドライアイ、そのほかの症状

安全性は？

ほとんどの成人には、短期間の適切摂取は安全です。アレルギー反応を起こすことがあります。

★★★ [レベルC] …効かない可能性が高いです、または効きません
★★★ [データ不十分] …現段階で結論づけることはできません。より多くの研究が必要です

妊娠中・授乳期の女性、出血性疾患の患者さん、手術2週間前の方は摂取を控えてください。

● 一緒に飲む時は注意が必要な医薬品

血圧を下げる薬（降圧薬）（亜麻仁油と降圧薬との併用は、血圧が下がりすぎる危険性があります）

血液を固まりにくくする薬（血液凝固抑制薬／抗血小板薬／抗血栓薬）（亜麻仁油と抗血栓薬を併用するとあざや出血を生じる可能性が高まります）

アルギニン
[L-ARGININE]

● ほかの呼び名など：L-アルギニン、塩酸アルギニン、L-アルギニン塩酸塩など

必須アミノ酸ではありませんが、体内でたんぱく質の合成に利用されるアミノ酸です。肉や魚、乳製品に多く含まれ、「くすり」*として使用されることもあります。

● 効き目は？

★★☆ [レベルB]

・うっ血性心不全、勃起不全、膀胱の炎症、動脈閉塞による脚のひきつりによる痛みと脚力低下（間欠性跛行*）、早産児の消化器官の炎症予防

★★★ [データ不十分]

・男性不妊症、かぜ予防、片頭痛、高齢者の精神機能低下、運動能力の改善、妊娠中の高血圧（子癇前症）、創傷治癒、鎌状赤

★★★ [レベルA] …効きます、またはおそらく効きます
★★☆ [レベルB] …効くと断言はできませんが、効果の可能性が科学的に示されています

血球貧血*、頭頸部がん患者の免疫システム改善、そのほかの症状

● 安全性は？

経口摂取で用法を守るならば、ほとんどの人に安全ですが、人によっては腹痛、お腹の張り、下痢、痛風、血液の異常、アレルギー、気管の炎症、喘息の悪化、低血圧などの副作用をもたらす場合があります。

妊娠中・授乳期、アレルギー、喘息、肝硬変、ヘルペス、低血圧の方はサプリメントの使用を控えましょう。心臓発作を起こしたばかりの方は使用してはいけません。

● 一緒に飲む時は注意が必要な医薬品

冠動脈の血流を増やす薬：ニトログリセリン、イソソルビドなど（アルギニンと心循環改善薬を併用すると、めまいや立ちくらみが多くなるおそれがあります）

血圧を下げる薬（降圧薬）：カプトプリル、エナラプリル、ロサルタン、バルサルタン、ジルチアゼム、アムロジピン、ヒドロクロロチアジド、フロセミド　など（アルギニンと高血圧治療薬を併用すると、血圧が下がりすぎる可能性があります）

そのほか：シルデナフィル（シルデナフィルは血圧を下げます。アルギニンも同じ作用がありますので、併用すると血圧を下げすぎるおそれがあります）

★☆☆［レベルC］…効かない可能性が高いです、または効きません
☆☆☆［データ不十分］…現段階で結論づけることはできません。より多くの研究が必要です

アルギン

[ALGIN]

●ほかの呼び名など：岩藻、アルギン酸塩、ノルウェイ産ケルプ、ケルプ　など　なお、アルギニン（L-ARGININE10ページ）とは異なったものです。

ワカメからとった化合物です。

効き目は？

★★★ [データ不十分]

・血清コレステロールの低下、血圧の低下、そのほかの症状

安全性は？

安全性については明らかになっていません。妊娠中・授乳期の女性は使用してはいけません。

一緒に飲む時は注意が必要な医薬品

経口薬と併用しますと、体内に吸収される医薬品の量を減少させて、医薬品の効果を弱めるおそれがあります。

コメント

低分子化アルギン酸ナトリウムは、「お腹の調子を整える食品（食物繊維）」「コレステロールが高めの方の食品」としての特定保健用食品*です。

α-ヒドロキシ酸

[ALPHA HYDROXY ACIDS]

●ほかの呼び名など：ヒドロキシ酢酸、ヒドロキシコハク酸　など

★★★ [レベルA] …効きます、またはおそらく効きます
★★☆ [レベルB] …効くと断言はできませんが、効果の可能性が科学的に示されています

クエン酸、グリコール酸、乳酸、リンゴ酸、酒石酸などの総称です。

●効き目は？

★★★ [レベルA]

・ローションやクリームを直接適用しますと、日焼けした皮膚や乾燥肌の治療に有効ですが、スキン・ピールとしては効果がないようです。

★★☆ [レベルB]

・溶液を皮膚に適用しますと、皮膚を安定させ滑らかにします。にきび・にきび跡（クリーム・ローション）、肝斑（しみ）*

★★★ [データ不十分]

・線維筋痛*（リンゴ酸とマグネシウムの併用）

●安全性は？

濃度10％未満のローションやクリームは、一般的に、そして適切に、指示にしたがって皮膚に適用すれば安全です。

濃度10％以上のものは皮膚科医の指示にしたがって使用しなければなりません。

リンゴ酸の短期間経口摂取は安全と考えられます。

妊娠中・授乳期の女性は、酒石酸を経口摂取してはいけません。

●一緒に飲む時は注意が必要な医薬品

医薬品との相互作用についてはまだ明らかではありません。医薬品を服用している場合は、α-ヒドロキシ酸を使用する前に医師や薬剤師に相談してください。

★☆☆ [レベルC] …効かない可能性が高いです、または効きません
★★★ [データ不十分] …現段階で結論づけることはできません。より多くの研究が必要です

α-リノレン酸

[ALPHA-LINOLENIC ACID]

●ほかの呼び名など：ALA　など

α-リノレン酸は、n-3系多価不飽和脂肪酸で、クルミなどのナッツ類、ナタネ油・大豆油・亜麻仁油などの植物油、赤身の肉*（アメリカでは、ヒレ肉ではなく、牛肉、豚肉、羊肉、山羊肉を赤身の肉*といい、鶏肉や魚介類とは別扱いにしています）、乳製品に含まれています。

効き目は？

★★☆ [レベルB]

・心臓病や心臓発作のリスク低減（ただし、食事性のもの）、アテローム性動脈硬化のリスク低減、高血圧、肺炎のリスク低減

★★★ [データ不十分]

・前立腺がん、小児肺感染症

安全性は？

食べ物に含まれている程度の量ではほとんどの成人に安全ですが、高用量での安全性は明らかにされていません。

油脂類に含まれるためエネルギー量は高く、とりすぎると肥満になります。n-3系脂肪酸の1日の摂取目標量は成人男性2.6～2.9g以上、成人女性で2.2～2.5g以上です（70歳以上男性2.2g、女性2g）。妊娠中は目安量として2.1g、授乳期は目安量2.4gです。

妊娠中、授乳期、血糖値の高い方、前立腺がんおよびその予備群の方（現在症状がなくても父、兄弟に患者がいる男性）は

★★★ [レベルA] …効きます、またはおそらく効きます
★★☆ [レベルB] …効くと断言はできませんが、効果の可能性が科学的に示されています

とくに過剰摂取を避けてください。

●一緒に飲む時は注意が必要な医薬品

医薬品との相互作用は明らかではありません。医薬品を服用している方は、ご使用前に医師または薬剤師にご相談ください。

α - リポ酸
[ALPHA-LIPOIC ACID]

●ほかの呼び名など：リポ酸、チオクト酸、ALA　など

体内にある抗酸化*物質で「くすり」*としても使用されています。ビタミンCやグルタチオンなどほかの抗酸化物質をサポートします。体内での合成量が少ないため、酵母、ホウレンソウ、ブロッコリー、ジャガイモなど食品から摂取するのが望ましいようです。

●効き目は？

★★☆ [レベル B]

・2型糖尿病、糖尿病の症状（腕や脚の焼けるような感じ、痛み、しびれなど）

★☆☆ [レベル C]

・アルコール性肝臓疾患、心臓性自律性ニューロパシー*、HIV/エイズ*に関連する脳障害

★★★ [データ不十分]

・認知症*、眼障害、慢性疲労性症候群*、HIV/エイズ*感染症、がん、ライム病*、ウイルソン病*、心疾患、テングタケ（キノコ）中毒、皮膚の加齢、動脈硬化性疾患による下肢の痛み、そのほ

★☆☆ [レベル C] …効かない可能性が高いです、または効きません
★★★ [データ不十分] …現段階で結論づけることはできません。より多くの研究が必要です

かの症状

● **安全性は？**

ほとんどの成人に安全ですが、まれにじんましんや皮膚のかゆみなどが起こる可能性があります。また、血糖値を下げる場合があるので、糖尿病の方は定期的に血糖値の測定を行いましょう。

妊娠中・授乳期の方、アルコールをたくさん飲む方、2週間以内に手術を受ける予定の方、ビタミンB_1（チアミン）欠乏症および甲状腺疾患患者の方は使用しないでください。

● **一緒に飲む時は注意が必要な医薬品**

抗がん薬（α-リポ酸は抗酸化*剤ですが、抗酸化剤はがんに使用されるいくつかの医薬品の効果を弱めるかもしれないという報告があります）

血糖値を下げる薬（糖尿病治療薬）：グリメピリド、グリブリド、インスリン、ピオグリタゾン、ロシグリタゾン、クロルプロパミド、トルブタミド　など（α-リポ酸は血糖値を下げることがありますので、血糖値を下げる薬と併用すると、血糖値が低くなりすぎるおそれがあります）

アルファルファ
[ALFALFA]

● ほかの呼び名など：ムラサキウマゴヤシ

★★★　[レベルA]　…効きます、またはおそらく効きます
★★☆　[レベルB]　…効くと断言はできませんが、効果の可能性が科学的に示されています

●効き目は？

★★☆ [レベルB]

・高コレステロール血症

★★★ [データ不十分]

・腎臓・膀胱・前立腺の疾患、喘息、関節炎、糖尿病、消化不良など

●安全性は？

アルファルファの種子を長期間摂取することは安全ではないようです。アルファルファを摂取すると、皮膚が日光に対して過敏になる人がいます。

糖尿病、乳がん、子宮がん、子宮内膜症、子宮筋腫、腎移植を受けた方、多発性硬化症*、全身性エリテマトーデス*、関節リウマチの場合は使用してはいけません。

エストロゲン様作用をしますので、妊娠中・授乳期の女性が摂取するのは安全ではない可能性があります。

●一緒に飲んではいけない医薬品

血液を固まりにくくする薬（血液凝固抑制薬／抗血小板薬／抗血栓薬）：ワルファリン（アルファルファには多量のビタミンKが含まれています。ビタミンKは血液凝固作用を持っていますのでワルファリンの効果を弱めます）

●一緒に飲む時は注意が必要な医薬品

経口避妊薬（アルファルファと避妊薬との併用は、避妊薬の効果を減ずるおそれがあります）

エストロゲン（エストロゲンと併用すると、エストロゲンの効果を減ずることがあります）

★☆☆ [レベルC] …効かない可能性が高いです、または効きません
★★★ [データ不十分] …現段階で結論づけることはできません。より多くの研究が必要です

免疫機能を抑える医薬品：ミクロスポリン、プレドニゾロンなど（アルファルファは免疫機能を促進して、免疫機能を抑制する医薬品の効果を弱めるおそれがあります）

日光への過敏性を高める医薬品（アルファルファと太陽光に対する感受性を高める医薬品と併用すると、肌の露出した部分に日焼け、水疱、発疹を生じる可能性が高まることが考えられます）

アロエ
[ALOE]

● ほかの呼び名など：アロエベラ、キダチアロエ、ケープアロエ、キュラソーアロエ　など

世界中で古くから民間療法に用いられてきました。わが国では、「専ら医薬品として使用される成分本質」という通知（46通知*）によりますと、葉の液汁は「医薬品」、根・葉肉は「非医薬品」とされています。

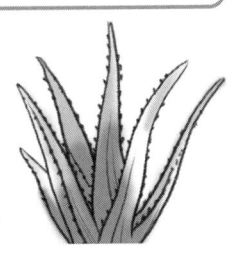

● 効き目は？

★★☆　[レベルB]
・乾癬*（塗布使用）、便秘

★★★　[データ不十分]
・傷の治療（塗布）、凍傷（塗布）、やけど（塗布）、陰部ヘルペス（塗布）、褥瘡（とこずれ／塗布）、高コレステロール血症、がん放射線治療による皮膚症状（塗布）、糖尿病、潰瘍性大腸

★★★[レベルA] …効きます、またはおそらく効きます
★★☆[レベルB] …効くと断言はできませんが、効果の可能性が科学的に示されています

炎*、そのほかの症状

● 安全性は？

アロエゲルの皮膚塗布、成人の経口摂取は安全なようです。アロエラテックス（乳液）はおそらく安全ではないでしょう。

妊娠中・授乳期、月経中、12歳以下の子ども、原因のわからない腹痛、腸の炎症症状、痔、腎臓障害のある方は使用しないでください。

● 一緒に飲んではいけない医薬品

ジゴキシン（アロエは刺激性下剤として作用します。刺激性下剤は体内のカリウム量を減少させることがあり、カリウム量が減少するとジゴキシンの副作用が現れる危険性が高まると考えられます。）

利尿薬（アロエは下剤として作用して、体内のカリウム量を減少させると考えられています。利尿薬も体内のカリウムを減少させる可能性がありますから、併用すると、体内のカリウムが減りすぎるおそれがあります。）

ワルファリン（アロエを経口摂取すると下痢を引き起こすことが有り、下痢はワルファリンの作用を強めて、出血のリスクを高める可能性があります）

アントシアニン　参照▶　カシス（37ページ）、ブルーベリー（168ページ）
イソフラボン　参照▶　大豆（107ページ）

★★★　［レベルC］…効かない可能性が高いです、または効きません
★★★　［データ不十分］…現段階で結論づけることはできません。より多くの研究が必要です

イチョウ葉

[GINKGO LEAF]

● ほかの呼び名など：イチョウ葉エキス、銀杏、ギンキョウ、ギンコ、ギンコライド　など

血液の流れをよくして脳機能の改善やアルツハイマー病*に効果があると考えられています。ヨーロッパの一部では医薬品として使用されています。

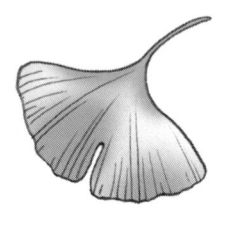

効き目は？

★★☆ [レベルB]

・アルツハイマー病*、認知症*、思考能力の向上、レイノー症候群、血流不足による歩行時の下肢痛、めまい、月経前症候群、糖尿病による眼疾患や色覚異常の改善、緑内障

★☆☆ [レベルC]

・耳鳴り、冬季うつ病（季節性感情障害）、高山病予防、うつを改善する薬に関連した性的問題

☆☆☆ [データ不十分]

・加齢黄斑変性症*、注意欠陥多動性障害*、血栓、心疾患、脳卒中、高コレステロール血症、アテローム性動脈硬化、結腸がんと直腸がんの進行、聴力低下　など

安全性は？

ほとんどの人に安全のようですが、腹痛、頭痛、めまい感、便秘、不整脈（期外収縮）、アレルギー性皮膚炎等の副作用が考えられます。

★★★ [レベルA] …効きます、またはおそらく効きます
★★☆ [レベルB] …効くと断言はできませんが、効果の可能性が科学的に示されています

また、血液が固まりにくくなり、あざや出血しやすくなるおそれがあります。眼内出血や脳内出血、手術時の過剰出血も数例あります。

糖尿病、妊娠中・授乳期の方、手術を受ける予定のある方、出血しやすい方、てんかん既往歴のある方、妊娠を望まれる方は男女ともに使用しないでください。

未加工のイチョウには、毒性をもつギンコール酸の濃度が5ppmを超えていて、重度のアレルギー反応を起こすことがありますので、摂取してはいけません。

一緒に飲んではいけない医薬品

血液を固まりにくくする薬（血液凝固抑制薬／抗血小板薬／抗血栓薬）：ワルファリン（ワルファリンとイチョウをともに摂取すると、あざ*や出血を生じる可能性を高めるおそれがあります）

そのほか：イブプロフェン（非ステロイド性抗炎症薬）（イチョウと併用すると血液の凝固を過度に抑制して、あざ*や出血が生じる可能性を高めます）

一緒に飲む時は注意が必要な医薬品

血液を固まりにくくする薬（血液凝固抑制薬／抗血小板薬／抗血栓薬）：アスピリン、ダルテパリン、ヘパリン（イチョウと併用すると、あざ*や出血が生じる可能性が高くなると考えられます）

肝臓で代謝されやすい薬：クロザピン、シクロベンザプリン、フルボキサミン、ハロペリドール、イミプラミン、メキシレチン、オランザピン、ペンタゾシン、プロプラノロール、タクリ

★★★ ［レベルC］…効かない可能性が高いです、または効きません
★★★ ［データ不十分］…現段階で結論づけることはできません。より多くの研究が必要です

ン、テオフィリン、ジロートン、ゾルミトリプタン、ジアゼパム、セレコクシブ、フルバスタチン、グリピジド、イルベサルタン、ロサルタン、フェニトイン、ピロキシカム、タモキシフェン、トルセミド、トルブタミド、アミトリプチリン、コデイン、デシプラミン、ドネペジル、フェンタニル、フレカイニド、フルオキセチン、メペリジン、メタドン、メトプロロール、オンダンセトロン、トラマドール、ロバスタチン、ケトコナゾール、イトラコナゾール、フェキソフェナジン、トリアゾラムなど多数（イチョウと併用すると、これらの医薬品の作用が増強され、副作用が強く現れるおそれがあります）

てんかん発作の可能性を高める薬：麻酔薬、不整脈治療薬、抗生物質、うつを改善する薬、抗ヒスタミン剤、免疫機能を抑える薬、メチルフェニデート、テオフィリン　など（併用すると、けいれん発作のリスク*が大きく上昇するおそれがあります）

利尿薬（チアジド系）：クロロチアジド、ヒドロクロロチアジド、インダパミド、メトラゾン、クロルタリドン（併用すると、血圧が高くなることがあるようです）

そのほか：ブスピロン（併用して、異常な興奮に陥った人がいます）

イノシトール

[INOSITOL]

●ほかの呼び名など：イノシット、リポシトール、ビタミンB8　など

水溶性のビタミン様物質で、栄養強化剤としても使用されてい

★★★　［レベルA］…効きます、またはおそらく効きます
★★☆　［レベルB］…効くと断言はできませんが、効果の可能性が科学的に示されています

ます。米ぬかにはフィチン酸として多く含まれ、脳細胞に栄養を与える、などといわれています。

● 効き目は？

★★☆ [レベルB]

・パニック障害、強迫神経症、多嚢胞性卵巣症候群

★☆☆ [レベルC]

・統合失調症、アルツハイマー病*、自閉症、うつ病、糖尿病性神経障害

★★★ [データ不十分]

・脂質代謝異常、高コレステロール血症、不眠、注意欠陥多動性障害*、がん、発毛、そのほかの症状

● 安全性は？

ほとんどの成人に安全のようですが、悪心、疲労感、頭痛、めまい感をもたらす場合があります。

妊娠中・授乳期の方、双極性障害*（躁うつ病）の方は使用しないでください。

● 一緒に飲む時は注意が必要な医薬品

医薬品との相互作用は明らかではありません。医薬品を服用している方は、ご使用前に医師または薬剤師にご相談ください。

ウーロン茶

[OOLONG TEA]

●ほかの呼び名など：烏龍茶、青茶、中国茶、エピガロカテキンガレート　など

★☆☆ [レベルC] …効かない可能性が高いです、または効きません
★★★ [データ不十分] …現段階で結論づけることはできません。より多くの研究が必要です

紀元前から中国で愛飲されてきた半発酵茶。カテキン類がいくつもつながった烏龍茶ポリフェノール*と呼ばれる成分を含みます。なお、紅茶は完全に発酵している茶で、緑茶（203ページ）は発酵していない茶です。

効き目は？

★★★ [レベルA]

・眠気

★★☆ [レベルB]

・高血圧予防、卵巣がんのリスク低減

★★★ [データ不十分]

・皮膚アレルギー、糖尿病、高血圧の予防、虫歯予防、がんのリスク低減、骨粗鬆症、減量、そのほかの症状

安全性は？

　カフェインを含みますので、飲み過ぎると頭痛、緊張感、不眠、嘔吐、下痢、興奮、不整脈、震え（振せん*）、胸やけ、めまい、耳鳴り、けいれん、意識混濁などさまざまな副作用が考えられます。

　妊娠中・授乳期の方の摂取は控えめにしてください。飲み過ぎると早産や出生時低体重など新生児への影響が考えられます。また、子どもには与え過ぎないよう気をつけてください。

　心臓の悪い方、出血しやすい方、不安症状のある時、緑内障、骨粗鬆症の方は飲まないようにしてください。

一緒に飲んではいけない医薬品

アンフェタミン、コカイン、エフェドリン（ウーロン茶に含まれるカフェインが神経系を刺激することがあり、カフェインと

★★★ [レベルA] …効きます、またはおそらく効きます
★★☆ [レベルB] …効くと断言はできませんが、効果の可能性が科学的に示されています

同時に摂取すると、心拍数の増加や高血圧などの重篤な症状を引き起こすおそれがあります)

● 一緒に飲む時は注意が必要な医薬品

エストロゲンを含む薬：エストロゲン、エチニルエストラジオール、エストラジオール　など(カフェインを含むウーロン茶をエストロゲンと同時に摂取すると、神経過敏、頭痛、心拍数の増加などカフェインの副作用を引き起こすことがあります)

血液を固まりにくくする薬 (血液凝固抑制薬／抗血小板薬／抗血栓薬)：アスピリン、ダルテパリン、ヘパリン、ワルファリン　など(ウーロン茶のカフェインは血液凝固を抑制することがありますので、血液凝固抑制薬と一緒に摂取すると、あざ*や出血が生じる可能性が高くなると考えられます)

うつを改善する薬 (MAO阻害薬)：フェネルジン、トラニルシプロミン　など(ウーロン茶と抗うつ薬を同時に摂取すると、心拍数の増加、高血圧、神経過敏などの重篤な副作用を引き起こすことがあります)

血糖値を下げる薬 (糖尿病治療薬)：グリメピリド、グリブライド、インスリン、ピオグリタゾン、ロシグリタゾン、クロルプロパミド、トルブタミド　など(ウーロン茶は糖尿病治療薬の作用を低減させることがあります)

抗生物質 (キノロン系)：シプロフロキサシン、エノキサシン、ノルフロキサシン、スパルフロキサシン、トロバフロキサシン、グレパフロキサシン　など(このような抗生物質とウーロン茶を同時に摂取すると、神経過敏、頭痛、心拍数の増加などカフェインの副作用が現れるリスク*を高めます)

★★★ [レベルC] …効かない可能性が高いです、または効きません
★★★ [データ不十分] …現段階で結論づけることはできません。より多くの研究が必要です

避妊薬：エチニルエストラジオール・レボノルゲストレル配合剤、エチニルエストラジオール・ノルエチステロン配合剤　など（ウーロン茶と受胎調節ピルを同時に摂取すると、神経過敏、頭痛、および心拍数の増加などカフェインの副作用が起きやすくなることがあります）

そのほか：アデノシン（アデノカード）、イブプロフェン、シメチジン、クロザピン、ジピリダモール（ペルサンチン）、ジスルフィラム（アンタブス）、フルコナゾール、フルボキサミン、リチウム、メキシレチン（メキシチル）、ニコチン、ペントバルビタール、フェニルプロパノールアミン、リルゾール、テルビナフィン、テオフィリン、ベラパミル（カラン、Covera、イソプチン、Verelan）

ウコン
[TURMERIC]

● ほかの呼び名など：欝金、宇金、秋ウコン、ターメリック、クルクミン　など

カレーの色付けに用いられるショウガ科のスパイス。色のもととなる色素成分クルクミンには強い抗酸化*力があります。ターメリックは秋ウコンのことで、春ウコンは別の植物です。

● 効き目は？

★★☆ [レベルB]

・消化不良

★★★ [レベルA] …効きます、またはおそらく効きます
★★☆ [レベルB] …効くと断言はできませんが、効果の可能性が科学的に示されています

★★★ [データ不十分]
・黄疸、肝炎、下痢、線維筋痛*、肝障害、胆嚢障害、頭痛、月経不順、痛み、白癬、打撲、眼の感染症、皮膚障害、リウマチ、がん、そのほかの症状

● 安全性は？

ほとんどの人に安全と思われますが、悪心および下痢を起こすことがあります。妊娠中・授乳期の方、膀胱疾患・胆石・胆管閉塞の方、2週間以内に手術を受ける方はサプリメントの使用は避けてください。

● 一緒に飲む時は注意が必要な医薬品

血液を固まりにくくする薬（血液凝固抑制薬/抗血小板薬/抗血栓薬）: アスピリン、イブプロフェン、ダルテパリン、ヘパリン、ワルファリン　など（ウコンと併用するとあざ*や出血が生じる可能性が高くなると考えられます）

● コメント

日本医師会国民生活安全対策委員会は、ウコンによる肝障害の症例報告を公表しています。

エイコサペンタエン酸

[EICOSAPENTAENOIC ACID]

● ほかの呼び名など：EPA、イコサペンタエン酸（IPA）　など

エイコサペンタエン酸はドコサヘキサエン酸と並ぶ代表的なn-3系不飽和脂肪酸です。細胞膜の柔軟性や血液の流動性に関わり、サバ、マグロ、イワシなどの青魚に多く含まれています。

★★★ [レベルC] …効かない可能性が高いです、または効きません
★★★ [データ不十分] …現段階で結論づけることはできません。より多くの研究が必要です

ドコサヘキサエン酸（DHA。126ページ）、魚油（55ページ）も参照してください。

● 効き目は？

★★★ [レベルB]

・乾癬*、境界性パーソナリティ（人格）障害、冠動脈疾患・脳卒中のリスク低減、ほてりなどの更年期障害

★★★ [レベルC]

・2型糖尿病、嚢胞性線維症、妊娠高血圧、高血圧、喘息、せきや鼻水など花粉症の症状緩和、加齢黄斑変性症*予防、子宮の成長抑制

★★★ [科学的なデータが不十分]

・前立腺がん、月経障害、統合失調症、アルツハイマー病*、注意欠陥多動性障害*、肺疾患、全身性エリテマトーデス*

● 安全性は？

大量に摂取しなければほとんどの人に安全です。また、エイコサペンタエン酸だけを摂取する場合、副作用はほとんどありません。しかし、エイコサペンタエン酸を含む魚油を1日3g以上とると血液が固まりにくくなり、出血しやすくなります。

妊娠中・授乳期の方は使用しないでください。アスピリン過敏症の方の呼吸に影響を及ぼすことがあります。

● 一緒に飲む時は注意が必要な医薬品

血液を固まりにくくする薬（血液凝固抑制薬/抗血小板薬/抗血栓薬）：アスピリン、イブプロフェン、クロピドグレル、ジクロフェナク、ナプロキセン、ダルテパリン、ヘパリン、ワルファリン　など（エイコサペンタエン酸と併用すると、あざ*

★★★ [レベルA] …効きます、またはおそらく効きます
★★★ [レベルB] …効くと断言はできませんが、効果の可能性が科学的に示されています

や出血が生じる可能性が高くなると考えられます)

血圧を下げる薬(降圧薬): カプトプリル、エナラプリル、ロサルタン、バルサルタン、ジルチアゼム、アムロジピン、ヒドロクロロチアジド、フロセミド など(エイコサペンタエン酸と併用すると、血圧が下がりすぎるおそれがあります)

エキナセア
[ECHINACEA]

●ほかの呼び名など:エキナシア、エキナケア、ムラサキバレンギク など

アメリカ先住民にかぜや外傷など万能薬として親しまれてきたハーブ。ヨーロッパでは医薬品として知られています。

効き目は?

★★☆ [レベルB]
・初期のかぜ治療

★☆☆ [レベルC]
・性器ヘルペスの予防、再発

★★★ [データ不十分]
・尿路感染症、片頭痛、慢性疲労性症候群*、湿疹、花粉症、アレルギー、ハチ刺され、注意欠陥多動性障害*、インフルエンザ、そのほかの症状

安全性は?

短期間の使用では安全と思われますが、長期使用に関しては十分な情報がありません。発熱、悪心、嘔吐、味覚異常、胃痛、下痢、のどの痛み、口の渇き、頭痛、舌の麻痺、不眠症、失見

★☆☆ [レベルC] …効かない可能性が高いです、または効きません
★★★ [データ不十分] …現段階で結論づけることはできません。より多くの研究が必要です

当識*、めまい、関節痛、筋肉痛などの副作用があるようです。

皮膚に塗布する場合では発赤、かゆみ、湿疹を起こす場合があります。キク科の植物（ブタクサ、キク、デイジーなど）にアレルギーのある方はアレルギー反応を起こすことがありますので使用は避けてください。

妊娠中・授乳期の方、尋常性天疱瘡（てんぽうそう）*、多発性硬化症*、全身性エリテマトーデス*、関節性リウマチ、HIV（エイズウィルス）*感染症、アトピー、そのほか、免疫系疾患および自己免疫疾患*の方は使用しないでください。

●一緒に飲む時は注意が必要な医薬品

免疫機能を抑える薬：アザチオプリン、バシリキシマブ、シクロスポリン、ダシリツマブ、ムロモナブ-CD3、ミコフェノレート、タクロリムス、シロリムス、プレドニゾン、コルチコステロイド　など（エキナセアと併用すると、免疫機能を抑える効果を弱めるおそれがあります）

肝臓で代謝されやすい薬：クロザピン、シクロベンザプリン、フルボキサミン、ハロペリドール、イミプラミン、メキシレチン、オランザピン、ペンタゾシン、プロプラノロール、タクリン、テオフィリン、ジロートン、ゾルミトリプタン、ロバスタチン、クラリスロマイシン、シクロスポリン、ジルチアゼム、エストロゲン、インジナビル、トリアゾラム　など多数（エキナセアと併用すると、これらの医薬品の作用が増強され副作用が強く現れるおそれがあります）

そのほか：カフェイン（カフェインの副作用が強く現れるおそれがあります）

エゾウコギ

[SIBERIAN GINSENG]

●ほかの呼び名など：シベリア人参（シベリアジンセン）、シゴカ（刺五加）、ゴカヒ（五加皮）、アダプトゲン　など

アメリカ人参、朝鮮人参（高麗人参。114ページ）とは異なりますので注意してください。

●効き目は？

★★☆ [レベルB]

・感冒（かぜ、アンドログラフィスとの併用）、単純ヘルペス2型の感染

★☆☆ [レベルC]

・肉体労働の速さ、質、能力の向上

☆☆☆ [データ不十分]

・記憶の改善、脳卒中、心臓病、腎障害、アルツハイマー病*、注意欠陥多動性障害*、慢性疲労性症候群*、高コレステロール血症、疲労感、線維筋痛*、そのほかの疾病・症状

●安全性は？

副作用（眠気、不整脈、憂うつ、不安など）はまれで、ほとんどすべての成人にとって安全です。

妊娠中・授乳期、心臓病、高血圧、乳がん、子宮がん、子宮内膜症、子宮筋腫、卵巣がん、糖尿病の方は使用を控えてください。

●一緒に飲む時は注意が必要な医薬品

アルコール（過度の眠気を引き起こす）

★☆☆ [レベルC] …効かない可能性が高いです、または効きません
☆☆☆ [データ不十分] …現段階で結論づけることはできません。より多くの研究が必要です

血液を固まりにくくする薬（血液凝固抑制薬／抗血小板薬／抗血栓薬）： ワルファリン、アスピリン、ダルテパリン、ヘパリン　など（あざ*や出血が生じる可能性が高くなると考えられます）

血糖値を下げる薬（糖尿病治療薬）： グリメピリド、グリブリド、インスリン、ピオグリタゾン、ロシグリタゾン、クロルプロパミド、トルブタミド　など（エゾウコギと併用すると、血糖値を下げすぎるおそれがあります）

肝臓で代謝されやすい薬： アミトリプチリン、クロザピン、コデイン、デシプラミン、ドネペジル、フェンタニル、フレカイニド、フルオキセチン、メペリジン、メサドン、メトプロロール、オランザピン、オンダンセトロン、トラマドール、トラゾドン　など（エゾウコギと併用すると、これらの医薬品の作用が増強され副作用が強く現れるおそれがあります）

鎮静薬： クロナゼパム、ロラゼパム、フェノバルビタール、ゾルピデム　など（エゾウコギと併用すると、過度の眠気を引き起こすおそれがあります）

N-アセチルシステイン

[N-ACETYL CYSTEINE]

●ほかの呼び名など：システイン

L-システインというアミノ酸の誘導体です。

★★★　[レベルA]　…効きます、またはおそらく効きます
★★★　[レベルB]　…効くと断言はできませんが、効果の可能性が科学的に示されています

●効き目は？

★★★ [レベルA]

・アセトアミノフェン中毒、さまざまな肺疾患において、粘液を減らし呼吸を改善します。嚢胞性線維症

★★★ [レベルB]

・腎臓病患者の心臓発作と脳卒中のリスク低減、狭心症、慢性気管支炎・慢性閉塞性肺疾患の合併症予防、血中ホモシステイン値（冠動脈性心疾患の危険因子）の低下、そのほかの疾病・症状

★★★ [レベルC]

・筋萎縮性側索硬化症*、アルツハイマー病*、臓器不全、そのほかの症状

★★★ [データ不十分]

・大腸がんのリスク低減、一酸化炭素中毒、耳の感染症、花粉症、体内の重金属除去、慢性疲労性症候群*、そのほかの症状

●安全性は？

成人のほとんどの人に安全です。悪心、嘔吐、下痢、発疹、発熱、頭痛などが起こる場合があります。喘息の患者さんが使用すると、気管支けいれんを起こすこともあります。

●一緒に飲んではいけない医薬品

ニトログリセリン（狭心症治療薬）（N-アセチルシステインと併用すると頭痛、めまい、意識朦朧などの副作用が増強される可能性があります）

●一緒に飲む時は注意が必要な医薬品

活性炭（N-アセチルシステインと同時に摂取すると、吸収阻害の作用を弱める可能性があります）

★★★ [レベルC] …効かない可能性が高いです、または効きません
★★★ [データ不十分] …現段階で結論づけることはできません。より多くの研究が必要です

オート麦

[OATS]

●ほかの呼び名など：オーツ、カラスムギ、燕麦、オート麦フスマ（OATS BRAN）など

●効き目は？

★★★ [レベルA]

・心臓病のリスク低減、血清総コレステロール・LDL-コレステロール*を下げる

★★☆ [レベルB]

・糖尿病患者さんの血糖値を下げる、胃がんのリスク低減

★☆☆ [レベルC]

・高血圧、結腸がんのリスク低減

★★★ [データ不十分]

・胃腸障害、胆嚢障害、腎障害、そのほかの疾病・症状

●安全性は？

ほとんどの人に安全です。噛んだり飲み込んだりするのが難しい方、食道・胃・腸に障害のある方は使用してはいけません。

●一緒に飲む時は注意が必要な医薬品

医薬品との相互作用は明らかではありません。医薬品を服用している方は、ご使用前に医師または薬剤師にご相談ください。

★★★ [レベルA] …効きます、またはおそらく効きます
★★☆ [レベルB] …効くと断言はできませんが、効果の可能性が科学的に示されています

オリーブオイル

[OLIVE OIL]

●ほかの呼び名など：オリーブ油、n-9系脂肪酸、オメガ9脂肪酸　など

オリーブの果実を圧搾して抽出された油。不飽和脂肪酸のオレイン酸を豊富に含み、血清コレステロール値を下げるといわれています。イタリア料理や地中海料理には欠かせないオイルです。

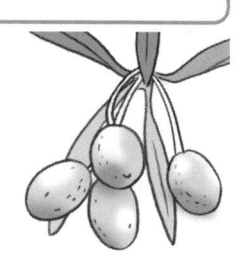

● 効き目は？

★★★ [レベルA]

・便秘

★★☆ [レベルB]

・血清コレステロール値の低下、血圧の低下、心疾患や心臓発作のリスク低減、乳がん・結腸がん・直腸がんのリスク低減

★☆☆ [レベルC]

・耳掃除への利用（塗布）

☆☆☆ [データ不十分]

・糖尿病、胆石、肝疾患、片頭痛、そのほかの疾病・症状

● 安全性は？

ほとんどの成人に安全です。胃のむかつきが起こる場合があります。胆石のある方は使用しないでください。

● 一緒に飲む時は注意が必要な医薬品

血圧を下げる薬（降圧薬）：カプトプリル、エナラプリル、ロ

★☆☆ [レベルC] …効かない可能性が高いです、または効きません
☆☆☆ [データ不十分] …現段階で結論づけることはできません。より多くの研究が必要です

サルタン、バルサルタン、ジルチアゼム、アムロジピン、ヒドロクロロチアジド、フロセミド　など（オリーブと併用すると、血圧が下がりすぎてしまうおそれがあります）

血糖値を下げる薬（糖尿病治療薬）： グリメピリド、グリブリド、インスリン、ピオグリタゾン、ロシグリタゾン、クロルプロパミド、トルブタミド　など（オリーブと併用すると、血糖値が下がりすぎてしまうおそれがあります）

オリゴ糖
[OLIGOSACCHARIDES]

●ほかの呼び名など：フルクトオリゴ糖、ガラクトオリゴ糖、キシロオリゴ糖など

ブドウ糖や果糖などが結合した糖類で、「オリゴ」とは少ないという意味を表しています。人の体内では消化されにくいため、低エネルギーであることに加え、善玉菌のえさとなってお腹の調子を整えます。

効き目は？

★★★ [データ不十分]

・腸内の善玉菌を増やす、高コレステロール血症、便秘、そのほかの症状

安全性は？

　とりすぎに注意して適切に使用すれば安全です。腸内ガス、大きい腸音、お腹の張り、胃けいれん、下痢などを起こす可能性がありますが、これらの症状は1日10g未満の摂取なら重く

★★★　[レベルA] …効きます、またはおそらく効きます
★★☆　[レベルB] …効くと断言はできませんが、効果の可能性が科学的に示されています

ならずに収まるでしょう。

妊娠中・授乳期にある女性は使用を避けましょう。

●一緒に飲む時は注意が必要な医薬品

医薬品との相互作用は明らかではありません。医薬品を服用している方は、ご使用前に医師または薬剤師にご相談ください。

●コメント

「ナチュラルメディシン」にはフルクトオリゴ糖が掲載されていますが、有効性については「科学的データが不十分」と評価されています。わが国では「お腹の調子を整える」特定保健用食品*として許可されています。

カシス
[BLACK CURRANT]

●ほかの呼び名など：クロフサスグリ、ブラックカラント、クロスグリ　など

リキュールでおなじみのカシスはフランス語で、和名はクロフサスグリ。フランスでは古くから薬効が知られていました。γ-リノレン酸を含んでいます。近年、カシスの果実に含まれるアントシアニン類が注目されています。

●効き目は？

★★★ [データ不十分]

・閉経の症候、月経前症候群、月経痛、胸部痛、免疫応答の改善、関節炎、痛風、アルツハイマー病*、下痢、肝障害、口内炎、

★★★ [レベルC] …効かない可能性が高いです、または効きません
★★★ [データ不十分] …現段階で結論づけることはできません。より多くの研究が必要です

咽喉炎、咳、かぜ、尿の殺菌、体液貯留、膀胱結石、創傷、虫刺され、そのほかの症状

●安全性は？

ほぼ安全ですが、副作用についての情報はありません。妊娠中・授乳期の方は使用を避けてください。

●一緒に飲む時は注意が必要な医薬品

医薬品との相互作用は明らかではありません。医薬品を服用している方は、ご使用前に医師または薬剤師にご相談ください。

カテキン　参照▶　ウーロン茶（23ページ）、緑茶（203ページ）

カフェイン
[CAFFEINE]

●ほかの呼び名など：無水カフェイン、安息香酸ナトリウムカフェイン、クエン酸カフェイン　など

中枢神経、心臓、筋肉、そして血圧中枢を刺激します。また、脳の覚醒作用をもっています。コーヒーに含まれることからこの名前がつきました。お茶、コーラ、カカオなどにも含まれ、医薬品としても使用されます。

●効き目は？

★★★ [レベルA]

・頭痛、覚醒

★★★ [レベルA] …効きます、またはおそらく効きます
★★☆ [レベルB] …効くと断言はできませんが、効果の可能性が科学的に示されています

★★☆ [レベルB]

・運動能力の向上、高齢者の立ちくらみ（起立性低血圧）、パーキンソン病*のリスク低減、2型糖尿病のリスク低減、早産児の呼吸障害、喘息、胆石予防

★☆☆ [レベルC]

・注意欠陥多動性障害*

★★★ [データ不十分]

・皮膚の過敏、発赤、かゆみ、運動時間の持続、そのほかの症状

● 安全性は？

ほとんどの成人に安全ですが、不眠、緊張、情緒不安、胃の刺激感、悪心、嘔吐、心拍数の増加、呼吸数の増加などの副作用が考えられます。とり過ぎると、頭痛、不安、イライラ感、耳鳴りを起こす可能性があり、さらに大量の摂取では不整脈を引き起こし、死に至る危険があります。ほかにも、HIV（エイズウィルス）*感染症による睡眠障害を悪化させるおそれがあります。

ダイダイやマオウ（エフェドラ）を含んだダイエット製品とカフェインを併用しますと、心臓発作や脳卒中などの重篤な有害作用を引き起こす場合があり、危険です。

1日200mg（およそコーヒー1〜2杯分に相当する量）未満の摂取ならば、妊娠中・授乳期でも安全のようです。通常の食品に含まれる量ならば、子どもにも安全のようですが、とり過ぎないように注意してください。

心疾患、糖尿病、不安症状のある方、双極性障害*（躁うつ病）の方、緑内障、血圧の高い方、骨粗鬆症、出血性の症状のある

★☆☆ [レベルC] …効かない可能性が高いです、または効きません
★★★ [データ不十分] …現段階で結論づけることはできません。より多くの研究が必要です

方は、使用してはいけません。

● 一緒に飲んではいけない医薬品

エフェドリン(カフェインと併用すると、過度に神経系が活性化されて、心臓の障害などの重大な副作用を引き起こすおそれがあります)

● 一緒に飲む時は注意が必要な医薬品

抗生物質(キノロン系): シプロフロキサシン、エノキサシン、ノルフロキサシン、スパルフロキサシン、トロバフロキサシン、グレパフロキサシン など(カフェインと併用すると、イライラ感や頭痛、心拍数の増加などといったカフェインの副作用が現れる危険性が高くなると考えられます)

避妊薬: エチニルエストラジオール・レボノルゲストレル配合剤、エチニルエストラジオール・ノルエチステロン配合剤、エストラジオール など(カフェインと併用すると、イライラ感や頭痛、心拍数の増加などといったカフェインの副作用が現れる危険性が高くなると考えられます)

エストロゲンを含む薬: エストロゲン など(カフェインと併用すると、イライラ感や頭痛、心拍数の増加などといったカフェインの副作用が現れる危険性が高くなると考えられます)

血液を固まりにくくする薬(血液凝固抑制薬/抗血小板薬/抗血栓薬): アスピリン、ダルテパリン、ヘパリン、ワルファリン など(カフェインと併用すると、あざ*や出血が生じる可能性が高くなると考えられます)

血糖値を下げる薬(糖尿病治療薬): グリメピリド、グリブリド、インスリン、ピオグリタゾン、ロシグリタゾン、クロルプロパ

★★★ [レベルA] …効きます、またはおそらく効きます
★★☆ [レベルB] …効くと断言はできませんが、効果の可能性が科学的に示されています

ミド、グリピジド、トルブタミド など（カフェインと併用すると、この医薬品の効果が弱まるおそれがあります）

うつを改善する薬（MAO阻害薬）：フェネルジン、トラニルシプロミン など（カフェインと併用すると、心拍数の増加、血圧の上昇、緊張感などの重大な副作用を引き起こすおそれがあります）

神経を興奮させる薬：ジエチルプロピオン、エピネフリン、フェンテルミン、エフェドリン など多数（カフェインと併用すると、心拍数や血圧が上がるなどの深刻な副作用を引き起こすおそれがあります）

そのほか：シメチジン、ジスルフィラム、フルボキサミン、メキシレチン、テルビナフィン、ベラパミル（カフェインと併用すると、イライラ感や頭痛、心拍数の増加などといったカフェインの副作用が現れる危険性が高くなると考えられます）

クロザピン（クロザピンの効果が増強されて、その副作用が強く現れるおそれがあります）

フルコナゾール（カフェインが体内に留まる時間が長くなりすぎて、緊張感、不安、不眠などの副作用が引き起こされる危険性が高くなると考えられます）

リチウム（リチウムの投与を受けている人がカフェインを含んでいる食品を摂取している場合は、徐々にカフェインの摂取量を減らしてください。急速にカフェインの摂取を中止すると、リチウムの副作用が強く現れるおそれがあります）

フェニルプロパノールアミン（フェニルプロパノールアミンの投与を行っているときにカフェインを摂取すると、刺激作用が

★★☆ ［レベルC］…効かない可能性が高いです、または効きません
★★★ ［データ不十分］…現段階で結論づけることはできません。より多くの研究が必要です

強く現れて、心拍数の増加、血圧の上昇、および緊張感を引き起こすおそれがあります)

ペントバルビタール (カフェインの興奮作用がペントバルビタールの睡眠導入作用を抑制する可能性があります)

リルゾール (リルゾールの作用が増強されたり、副作用が強く現れたりするおそれがあります)

テオフィリン (テオフィリンの作用が増強されたり、副作用が強く現れたりするおそれがあります)

カプサイシン 参照▶ 唐辛子 (123ページ)

カリウム
[POTASSIUM]

● ほかの呼び名など：グルコン酸カリウム、クエン酸カリウム、リン酸カリウム、重炭酸カリウム、酢酸カリウム、塩化カリウム　など

野菜や果物に多く含まれ、筋肉の収縮や神経の伝達、体液バランスなど体のさまざまな働きに関連するミネラルです。腎機能に障害のある方は摂取に注意が必要です。

効き目は？

★★★ [レベルA]

・低カリウム血症

★★☆ [レベルB]

・高血圧、高カルシウム尿症、脳卒中のリスク低減

★★★ [レベルA] …効きます、またはおそらく効きます
★★☆ [レベルB] …効くと断言はできませんが、効果の可能性が科学的に示されています

★★★ [データ不十分]

・インスリン抵抗性、心臓発作、更年期症状、早期閉経による疲労感や気分変動、アレルギー、頭痛、にきび、アルコール依存症、アルツハイマー病*、関節炎、眼のかすみ、がん、慢性疲労性症候群*、大腸炎、錯乱、便秘、皮膚障害、むくみ、発熱、痛風、不眠症、イライラ感、メニエール病、筋力低下、筋ジストロフィー、ストレス、重症筋無力症、そのほかの症状

● 安全性は？

1日の摂取目安量は成人男性で2,000mg、成人女性では1,600mg、授乳期の女性は1,970mgです。

通常の食品ではなく、サプリメントなどで摂取する場合に考えられる副作用は、腹痛、悪心、嘔吐、下痢、腸内ガスの発生などがあります。過剰に摂取すると、熱感、疼痛、脱力、麻痺、倦怠感、めまい、錯乱、低血圧、不整脈から死に至る危険があります。

消化管障害のある方、アスピリンまたはタートラジンを含む医薬品に過敏な方は使用しないでください。

● 一緒に飲む時は注意が必要な医薬品

血圧を下げる薬（ACE阻害薬、アンジオテンシンⅡ受容体拮抗薬）：カプトプリル、エナラプリル、リシノプリル、ラミプリル、ロサルタン、バルサルタン、イルベサルタン、カンデサルタン、テルミサルタン、エプロサルタン　など（カリウムと併用すると、血中カリウム値が上がりすぎるおそれがあります）

利尿薬（カリウム保持性の利尿薬）：アミロリド、スピロノラクトン、トリアムテレン　など（カリウムと併用すると、体内

★★★ [レベルC] …効かない可能性が高いです、または効きません
★★★ [データ不十分] …現段階で結論づけることはできません。より多くの研究が必要です

のカリウム量が過剰になるおそれがあります)

カルシウム
[CALCIUM]

●ほかの呼び名など：炭酸カルシウム、クエン酸カルシウム、グルコン酸カルシウム、リン酸カルシウム、乳酸カルシウム、ヒドロキシアパタイト　など

人体内でもっとも多いミネラルです。99％は骨に貯蔵されており、残りの1％は生命維持に関わるさまざまな生体機能を調節しています。

● 効き目は？

★★★ [レベルA]

・カルシウム不足、制酸剤として使用（炭酸カルシウム）、骨量の減少、骨粗鬆症、月経前症候群の症状緩和、胎児の骨密度増加（妊娠中の利用）

★★★ [レベルB]

・結腸・直腸がんのリスク低減、血圧降下、高齢者の歯の喪失、子癇前症（妊娠中毒症）、高コレステロール血症、妊娠中の足のけいれん、脳卒中のリスク低減、食事療法と併せた減量

★★★ [レベルC]

・授乳期の女性の血中鉛濃度の低減、乳がんのリスク低減

★★★ [データ不十分]

・けいれん・発作の予防、転倒予防、糖尿病、メタボリックシンドローム、ライム病*、そのほかの症状

★★★ [レベルA] …効きます、またはおそらく効きます
★★★ [レベルB] …効くと断言はできませんが、効果の可能性が科学的に示されています

●安全性は？

1日あたりの推奨量*は、男性18～29歳800mg、30～49歳650mg、50～69歳700mg、女性は650mg、650mg、650mgです。サプリメント等での摂取では胃の刺激感、げっぷ、腸内ガスの発生などが起こる可能性があります。

とり過ぎ（1日耐容上限量*2,300mg超）は、健康への悪影響が懸念されますので十分注意してください。

血中のリン酸濃度が高い方、腎疾患のある方、サルコイドーシス*の方は摂取を避けるか、医師または薬剤師にご相談ください。

●一緒に飲んではいけない医薬

セフェム系抗生物質セフトリアキソンの静脈投与を受けている人はカルシウムを摂取してはいけません。（肺や腎臓に生命にかかわる障害を引き起こすおそれがあります）

●一緒に飲む時は注意が必要な医薬品

抗生物質（キノロン系）：シプロフロキサシン、エノキサシン、ノルフロキサシン、スパルフロキサシン、トロバフロキサシン、グレパフロキサシン　など（カルシウムと併用すると、医薬品の効果が弱まるおそれがあります）

抗生物質（テトラサイクリン系）：デメクロサイクリン、ミノサイクリン、テトラサイクリン　など（カルシウムと併用すると、医薬品の効果が弱まるおそれがあります）

骨吸収抑制薬：アレンドロネート、エチドロネート、リセドロネート、チルドロネート　など（カルシウムと併用すると、医薬品の効果が弱まるおそれがあります）

★★★ [レベルC] …効かない可能性が高いです、または効きません
★★★ [データ不十分] …現段階で結論づけることはできません。より多くの研究が必要です

エストロゲンを含む薬：エストロゲン、エチニルエストラジオール、エストラジオール　など（カルシウムを大量に併用すると、体内のカルシウム量が過度に上昇するおそれがあります）

血圧を下げる薬（降圧薬）：ニフェジピン、ベラパミル、ジルチアゼム、イスラジピン、フェロジピン、アムロジピン　など（カルシウムの注射剤の投与を受けると、低下する可能性があります）

利尿薬（チアジド薬）：クロロチアジド、ヒドロクロロチアジド、インダパミド、メトラゾン、クロルタリドン　など（体内のカルシウム量が過度に上昇し、腎障害などの重大な副作用が現れるおそれがあります）

そのほか：カルシポトリエン、ジゴキシン、ジルチアゼム、レボチロキシン、ソタロール、ベラパミル

ガルシニア
[GARCINIA]

●ほかの呼び名など：ガルシニアカンボジア、タマリンド、ブリンドルベリー、ゴラカ、ヒドロキシクエン酸　など

インドやスリランカでは果皮を酸味スパイスとして利用します。果実に含まれるヒドロキシクエン酸が脂肪の蓄積を抑えると考えられています。

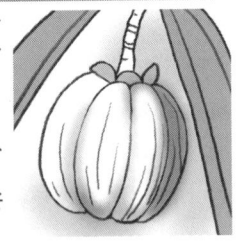

★★★　［レベル A］…効きます、またはおそらく効きます
★★☆　［レベル B］…効くと断言はできませんが、効果の可能性が科学的に示されています

●効き目は？

★☆☆ [レベルC]

・減量

★★★ [データ不十分]

・寄生虫の駆除、腸の浄化、赤痢、そのほかの症状

●安全性は？

12週間以内の使用では一般に安全と考えられていますが、長期間使用の安全性について十分なデータがありません。動物実験では長期使用で悪影響（悪心、胃腸の不快感、頭痛を起こす場合がある）が認められ、厚生労働省が注意を促す通知を行っています。

妊娠中・授乳期の方は使用しないでください。

●一緒に飲む時は注意が必要な医薬品

医薬品との相互作用は明らかではありません。医薬品を服用している方は、ご使用前に医師または薬剤師にご相談ください。

カルニチン
[L-CARNITINE]

●ほかの呼び名など：学術的にはL-カルニチンと言います。ビタミンB(t) など

アミノ酸の一種で、細胞内のミトコンドリアがエネルギーを産生するのを補助しています。羊や牛などの赤身の肉*に多く含まれますが、体内でも合成されます。

★☆☆ [レベルC] …効かない可能性が高いです、または効きません
★★★ [データ不十分] …現段階で結論づけることはできません。より多くの研究が必要です

● **効き目は？**

★★★ [レベルA]

・L-カルニチン欠乏症、重篤な腎臓病患者の赤血球数増加

★★☆ [レベルB]

・未熟児の体重増加、心臓病・心不全の症状改善、甲状腺機能亢進症の症状改善、生殖器官および組織の炎症による男性不妊症

★☆☆ [レベルC]

・運動機能の改善

☆☆☆ [データ不十分]

・消化器疾患が原因の疲労感、高齢者の疲労、小児脂肪便症による疲労感、注意欠陥多動性障害*、摂食障害、糖尿病、高コレステロール血症、そのほかの疾病・症状

● **安全性は？**

経口摂取をした場合、ほとんどの人に安全です。妊娠中・授乳期の安全性については情報が不十分ですので使用を控えてください。ひきつけ、発作（seizure）、甲状腺機能低下症の方は使用しないでください。

● **一緒に飲む時は注意が必要な医薬品**

血液を固まりにくくする薬（血液凝固抑制薬／抗血小板薬／抗血栓薬）：アセノクマロール・ワルファリン（あざ*や出血の可能性を増大させるおそれがあります）

甲状腺ホルモン薬（カルニチンと併用すると、甲状腺ホルモンの効果が抑制されるおそれがあります）

★★★ [レベルA] …効きます、またはおそらく効きます
★★☆ [レベルB] …効くと断言はできませんが、効果の可能性が科学的に示されています

寒天

[AGAR]

●ほかの呼び名など：テングサ、シマテングサ、アガー　など

テングサや紅藻類を煮溶かして作られたトコロテンを乾燥させたもので、ほとんどがアガロースという食物繊維からできています。伝統的な食品ですが、カロリーがほとんどないためダイエット食品としても人気があります。ただし、減量については「科学的データが不十分」です。

●効き目は？

★★☆ [レベルB]

・便秘

★★★ [データ不十分]

・糖尿病、減量、肥満

●安全性は？

寒天はわずか10gで1ℓの水をゼリー状に固めることができます。粉末など乾燥した状態で摂取した場合、水を十分にとらないとふくれて食道や腸管でつまります。乾燥した状態での摂取は避けるべきですが、もしも服用後に胸の痛み、嘔吐、嚥下困難、呼吸困難などが起きた場合はすみやかに医師による処置を受けてください。

また、血清コレステロール値が上昇する場合もあります。妊娠中・授乳期の方、腸閉塞、嚥下困難の方は使用してはいけません。

★★☆ [レベルC] …効かない可能性が高いです、または効きません
★★★ [データ不十分] …現段階で結論づけることはできません。より多くの研究が必要です

●一緒に飲む時は注意が必要な医薬品

経口薬（飲み薬）全般（医薬品と一緒に摂取すると、体内で吸収される医薬品の量が減り、効果を弱めるおそれがあります）

ガンマ - アミノ酪酸

[GAMMA-AMINOBUTYRIC ACID]

●ほかの呼び名など：GABA、ギャバ、γ-アミノ酪酸　など

脳内に多く存在し、興奮を鎮める神経伝達物質です。玄米にとくに多く含まれ、発芽玄米ではさらに含有量が増えます。

●効き目は？

★★★ [データ不十分]

・不安感の緩和、気分の高揚、月経前症候群の緩和、注意欠陥多動性障害*、筋肉の成長促進、脂肪燃焼、血圧の正常化、痛みの緩和、そのほかの症状

●安全性は？

安全性については十分な情報が得られていないため、妊娠中・授乳期の方は使用を避けてください。

●一緒に飲む時は注意が必要な医薬品

医薬品との相互作用は明らかではありません。医薬品を服用している方は、ご使用前に医師または薬剤師にご相談ください。

●コメント

日本では「血圧が高めな方へ」という表示で特定保健用食品*（トクホ）として許可されています。

★★★ [レベルA] …効きます、またはおそらく効きます
★★☆ [レベルB] …効くと断言はできませんが、効果の可能性が科学的に示されています

キサンタンガム

[XANTHAN GUM]

●ほかの呼び名など：ザントモナス・キャンペストリス、Corn sugar gum

糖類をある種のバクテリアで発酵させて作られます。最近、トロミ食に用いられています。

効き目は？

★★☆ [レベル B]

・便秘、糖尿病患者の血糖値・血清コレステロール値の低下、口が乾燥する場合に唾液の代わりをするものとして使用

安全性は？

1日15gまでの量なら安全です。

キサンタンガムの粉末に曝露された人で、インフルエンザに似た症状、鼻とのどの炎症、肺疾患が起こっています。

妊娠中・授乳期、虫垂炎、腸閉塞の方、2週間以内に手術を受ける予定の方は使用してはいけません。

一緒に飲む時は注意が必要な医薬品

血糖値を下げる薬（糖尿病治療薬）（キサンタンガムと併用すると、血糖値が下がりすぎる可能性があります）

キシリトール

[XYLITOL]

●ほかの呼び名など：キシリット　など

果物や野菜などに含まれる天然の糖アルコールです。

★★☆ [レベル C] …効かない可能性が高いです、または効きません
★★★ [データ不十分] …現段階で結論づけることはできません。より多くの研究が必要です

砂糖の代替品として、チューインガム（わが国では、特定保健用食品*として許可されているものもあります）、ミント、キャンディーに多く使われています。

●効き目は？

★★★ [レベルA]

・虫歯の予防

★★☆ [レベルB]

・就学前の子どもの中耳炎の症状を緩和

★★★ [データ不十分]

・口内乾燥予防、糖尿患者の砂糖の代替品

●安全性は？

食事中に存在する量では安全です。しかし、1日50g以上の摂取はしないでください。小児では1日20gまでとします。非常に高い用量で3年以上も使用すると、腫瘍が生じるおそれがあります。下痢や腸内ガスも生じます。

妊娠中・授乳期の女性は、使用を控えるほうがよいでしょう。

●一緒に飲む時は注意が必要な医薬品

医薬品との相互作用は明らかではありません。医薬品を服用している方は、ご使用前に医師または薬剤師にご相談ください。

キトサン

[CHITOSAN]

●ほかの呼び名など：キチンキトサン、脱アセチル化キチン　など

カニやエビなど甲殻類の殻から抽出される不溶性食物繊維。

★★★ [レベルA] …効きます、またはおそらく効きます
★★☆ [レベルB] …効くと断言はできませんが、効果の可能性が科学的に示されています

●効き目は？

★★☆ [レベルB]

・長期血液透析患者の高コレステロール血症や貧血の改善
・歯周炎（塗布）、組織の再生（美容形成手術でのドナーの皮膚塗布）

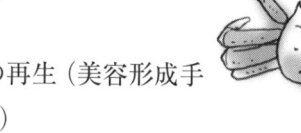

★☆☆ [レベルC]

・減量

★★★ [データ不十分]

・肥満、高コレステロール血症、クローン病*、虫歯（チューインガム）、そのほかの症状

●安全性は？

一般には安全と考えられますが、軽度のむかつき、便秘、ガスなどの原因となる場合があります。

妊娠中・授乳期の方、エビやカニなど甲殻類アレルギーをおもちの方は使用しないでください。

●一緒に飲む時は注意が必要な医薬品

ワルファリン（抗血栓薬、抗凝固薬）（キトサンと併用すると、あざ*や出血の危険性が高まる可能性があります）

ギムネマ
[GYMNEMA]

●ほかの呼び名など：ギムネマシルベスタ、グルマールなど

中国南部、インドなどに自生するツル性植物。葉に含まれる「ギ

★☆☆ [レベルC] …効かない可能性が高いです、または効きません
★★★ [データ不十分] …現段階で結論づけることはできません。より多くの研究が必要です

ムネマ酸」がブドウ糖の吸収を抑えるとされ、インドや中国では古くから民間薬として糖尿病に用いられてきました。

●効き目は？

★★★ [データ不十分]

・糖尿病、体重減少、消化促進、マラリア、咳、ヘビ咬傷、便秘（緩下剤として）、利尿作用、そのほかの症状

●安全性は？

正しい用量・用法であれば、20カ月までの使用は安全のようです。血糖値を下げる作用が考えられるので、低血糖に注意が必要です。

妊娠中・授乳期、2週間以内に手術を受ける予定の方は使用しないでください。

●一緒に飲む時は注意が必要な医薬品

血糖値を下げる薬（糖尿病治療薬）：インスリン、グリメピリド、グリブリド、ピオグリタゾン、ロシグリタゾン、クロルプロパミド、トルブタミド（併用すると血糖値が下がりすぎる可能性があります）

共役リノール酸

[CONJUGATED LINOLEIC ACID]

●ほかの呼び名など：CLA　など

ウシやヤギなど反芻動物の胃に存在する微生物によって作られるリノール酸の異性体（同じ材料でできているが形の違う構造物のようなもの）です。抗がん作用やダイエット、免疫によい

★★★ [レベルA] …効きます、またはおそらく効きます
★★☆ [レベルB] …効くと断言はできませんが、効果の可能性が科学的に示されています

といわれています。

● 効き目は？

★★☆ [レベルB]

・結腸・直腸がんのリスク低減、体脂肪の減少

★★★ [データ不十分]

・乳がん、筋力増強、血清コレステロール値の低下、そのほかの症状

● 安全性は？

食品から、あるいは医薬品として用いる量でもおそらく安全でしょう。時として、胃の不調、疲労といった副作用が起こるかもしれません。

妊娠中・授乳期の方、糖尿病、肥満の方は食品以外からの摂取を避けてください。とくに、糖尿病は悪化する可能性が、メタボリックシンドロームでは糖尿病になるリスクが高まりますので、食品以外からの摂取は避けてください。

● 一緒に飲む時は注意が必要な医薬品

医薬品との相互作用は明らかではありません。医薬品を服用している方は、ご使用前に医師または薬剤師にご相談ください。

魚油
[FISH OIL]

●ほかの呼び名など：肝油（タラ）、メンヘーデン油、サーモンオイル、n-3系脂肪酸、オメガ3（ω-3）系脂肪酸　など

魚油は、魚から、あるいはサプリメントとして摂取することが

★☆☆ [レベルC] …効かない可能性が高いです、または効きません
★★★ [データ不十分] …現段階で結論づけることはできません。より多くの研究が必要です

できます。n-3系脂肪酸（とくにEPAやDHA）を多く含む魚はサバ、マグロ、サケ、イワシ、ニシンなどです。

魚油サプリメントは、通常、サバ、ニシン、マグロ、オヒョウ、サケ、タラ肝油、クジラ、アザラシなどから作られています。ビタミンE、C、Aやカルシウム、鉄などが配合されている場合があります。エイコサペンタエン酸（EPA。27ページ）、ドコサヘキサエン酸（DHA。126ページ）も参照してください。

●効き目は？

★★★ [レベルA]

・高トリグリセリド（中性脂肪）血症、心臓病のリスク低減（予防）

★★★ [レベルB]

・高血圧、リウマチ性関節炎、月経困難、注意欠陥多動性障害*、レイノー症候群、脳卒中のリスク低減、骨粗鬆症、アテローム性動脈硬化症、IgA腎症、双極性障害*、体重減少の促進、子宮内膜がんのリスク低減、加齢黄斑変性症*、心臓バイパス手術後の血管再閉塞のリスク低減、リン脂質抗体症候群の妊婦の流産予防、心臓移植後の高血圧・腎臓障害、ミクロスポリン服薬による腎臓障害・高血圧、子どもの統合運動障害、協調運動発達障害、人工透析に使用されるグラフトの詰まり防止、乾癬*、高コレステロール血症、冠動脈バイパス手術成功率アップ、進行がん患者の体重減少、喘息

★★★ [レベルC]

・歯肉炎、肝臓病、間欠性跛行*、片頭痛の予防、運動による筋肉痛の予防、乳房痛、アレルギー性の皮疹、胃潰瘍、2型糖

★★★ [レベルA] …効きます、またはおそらく効きます
★★★ [レベルB] …効くと断言はできませんが、効果の可能性が科学的に示されています

尿病

★★★ [データ不十分]

・うつ　など

● 安全性は？

1日3g以下であれば、妊娠中・授乳期も含めて安全です。

魚肉の中には、水銀などで汚染されているものがあります。

大量にとると、血液が凝固しにくくなり、出血しやすくなります。肝臓病の方は、出血のリスクが高くなる可能性があります。

魚介類にアレルギーがある場合には、魚油サプリメントを控えるほうがよいでしょう。

双極性障害*、うつ病、糖尿病を悪化させることがあります。

HIV/エイズ*の患者は、免疫反応が低下します。

埋め込み式の除細動器を装着している方は、不整脈のリスクが高まる可能性があります。

家族性大腸腺腫瘍ポリープの患者のがん発生リスクを非常に高くするようです。

● 一緒に飲む時は注意が必要な医薬品

経口避妊薬：エチニルエストラジオール/レボノルゲストレル、エチニルエストラジオール/ノルエチンドロン　など（血清トリグリセリド値を減らす魚油の効果を弱めるおそれがあります）

血液を固まりにくくする薬（血液凝固抑制薬/抗血小板薬/抗血栓薬）：アスピリン、クロピドグレル、ジクロフェナク、イブプロフェン、ナプロキセン、ダルテパリン、エノキサパリン、ヘパリン、ワルファリン　など（あざ*や出血が生じるリスク

が高くなると考えられます）

血圧を下げる薬（降圧薬）：カプトプリル、エナラプリル、ロサルタン、バルサルタン、ジルチアゼム、アムロジピン、ヒドロクロロチアジド、フロセミド　など（魚油と併用すると血圧が下がりすぎることがあります）

肥満治療薬オーリスタット（Olistat）：（魚油と併用すると、魚油の吸収を妨げてしまうおそれがあります）

グアーガム
[GUAR GUM]

●ほかの呼び名など：グア種子、グアー、ダイエタリーファイバー、グアーフラワー　など

グアーとはインドやパキスタンで栽培される植物からとれるマメで、和名はクラスターマメといいます。種皮と胚を除いた胚乳の部分を粉末にしたものをグアーガムといい、食品添加物の増粘剤、ゲル化剤として使用されます。

効き目は？

★★☆ [レベルB]

・高LDL-コレステロール*血症、糖尿病、便秘、過敏性腸症候群など

★☆☆ [レベルC]

・減量

★★★ [データ不十分]

・アテローム性動脈硬化症

★★★ [レベルA] …効きます、またはおそらく効きます
★★☆ [レベルB] …効くと断言はできませんが、効果の可能性が科学的に示されています

● **安全性は？**

適切な量を守って多めの水と一緒に摂取すれば、妊娠中の方を含めて安全です。ただし、授乳期にある方は使用を控えてください。

副作用としてガスや下痢、軟便などがありますが、こうした場合は少ない量から始めて、経過を観察しながら徐々に摂取量を増やすようにしてください。過剰に摂取したり一緒に飲む水の量が少ないと食道や腸に閉塞が起こる可能性がありますので、最低250mlの水を一緒にとるようにしてください。

糖尿病、消化管の閉塞、嚥下困難、手術の予定がある方は使用しないでください。

● **一緒に飲んではいけない医薬品**

エチニルエストラジオール（エストロゲン）（エストロゲンの効果を弱めるおそれがあります）

メトホルミン（糖代謝改善糖尿病治療薬）（メトホルミンの効果を弱めるおそれがあります）

ペニシリン（ペニシリンの効果を弱めるおそれがあります）

血糖値を下げる薬（糖尿病治療薬）: グリメピリド、グリブリド、インスリン、ピオグリタゾン、ロシグリタゾン、クロルプロパミド、グリピザイド、トルブタミドなど（グアーガムと併用すると、血糖値が下がりすぎることがあります）

クエン酸　参照　α-ヒドロキシ酸（12ページ）

★★★ ［レベルC］…効かない可能性が高いです、または効きません
★★★ ［データ不十分］…現段階で結論づけることはできません。より多くの研究が必要です

クコ属

[LYCIUM]

● ほかの呼び名など：枸杞、地骨皮（ヂコッピ）、ゴジベリー、ウルフベリー　など

陰陽の考え方に基づく中国医学では「陰を養う」として欠かせない生薬のひとつ。根、茎、葉、花、実のすべてが利用され、とくに葉を使用したお茶は「延命茶」として有名です。

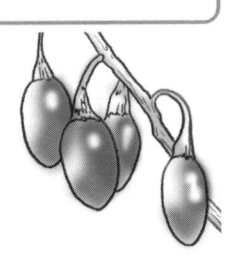

効き目は？

★★★ [データ不十分]

・糖尿病、高血圧、発熱、マラリア、がん、血行障害、勃起不全、めまい、耳鳴り、そのほかの症状

安全性は？

　口からの摂取ではほぼ安全と考えられていますが、悪心、嘔吐などが起こる可能性があります。

　血圧値と血糖値を下げる働きがあると考えられており、妊娠中・授乳期、低血圧の方は使用しないでください。

一緒に飲む時は注意が必要な医薬品

血圧を下げる薬（降圧薬）： カプトプリル、エナラプリル、ロサルタン、バルサルタン、ジルチアゼム、アムロジピン、ヒドロクロロチアジド、フロセミド　など多数（血圧が下がりすぎる可能性があります）

血糖値を下げる薬（糖尿病治療薬）： グリメピリド、グリブライド、インスリン、ピオグリタゾン、ロシグリタゾン、クロル

★★★　[レベル A]　…効きます、またはおそらく効きます
★★☆　[レベル B]　…効くと断言はできませんが、効果の可能性が科学的に示されています

プロパミド、トルブタミド　など（血糖値が下がりすぎる可能性があります）

肝臓で代謝されやすい薬： アミトリプチリン、ジアゼパム、ジレウトン、セレコキシブ、ジクロフェナク、フルバスタチン、イブプロフェン、イルベサルタン、ロサルタン、フェニトイン、ピロキシカム、タモキシフェン、トルブタミド、トリナーゼ　など（医薬品の作用が増強され、副作用が強く現れる可能性があります）

そのほか： ワルファリン（あざ*や出血が生じる可能性があります）

クズ
[KUDZU]

●ほかの呼び名など：葛、葛根、葛花、ダイゼイン、イソフラボン　など

マメ科の植物で根は漢方の葛根湯や葛粉として利用され、花は二日酔いによいといわれています。イソフラボンを多く含むため、女性ホルモンのような作用があると考えられています。

効き目は？

★★★ [データ不十分]

・更年期障害、飲み過ぎ、二日酔い、アルコール依存症、脳卒中、胸部痛、筋肉痛、はしか、赤痢、胃炎、発熱、下痢、口渇、かぜ、インフルエンザ、首のこわばり、発汗促進、高血圧、心拍数の異常、そのほかの症状

★★★ [レベルC] …効かない可能性が高いです、または効きません
★★★ [データ不十分] …現段階で結論づけることはできません。より多くの研究が必要です

●安全性は？

適切に用いるならほぼ安全です。血糖値を下げる可能性がありますので、糖尿病の方は測定するなどして血糖値の変動に注意してください。

妊娠中・授乳期の方、心疾患、出血や血液凝固に関する疾患、乳がん、子宮がん、卵巣がん、子宮内膜症、子宮筋腫の方は使用しないでください。

●一緒に飲む時は注意が必要な医薬品

避妊薬：エチニルエストラジオール・レボノルゲストレル配合剤、エチニルエストラジオール・ノルエチステロン配合剤　など（避妊薬の効果が減少することが考えられます）

エストロゲンを含む薬：エストロゲン、エチニルエストラジオール、エストラジオール　など（クズにはカフェインが含まれますが、エストロゲンはカフェインの分解を抑制しまので、神経過敏、頭痛、頻脈といったカフェインの副作用が起きることが考えられます）

血液を固まりにくくする薬（血液凝固抑制薬／抗血小板薬／抗血栓薬）：アスピリン、ダルテパリン、ヘパリン、ワルファリン、イブプロフェン　など（クズと併用すると、あざ*や出血が生じる可能性が高くなると考えられます）

血糖値を下げる薬（糖尿病治療薬）：グリメピリド、グリブライド、インスリン、ピオグリタゾン、ロシグリタゾン、クロルプロパミド、トルブタミド　など（クズと併用すると、血糖値が下がりすぎることがあります）

そのほか：メトトレキサート（抗がん薬）（副作用の可能性が高

★★★　[レベル A] …効きます、またはおそらく効きます
★★☆　[レベル B] …効くと断言はできませんが、効果の可能性が科学的に示されています

くなります)

タモキシフェン (抗がん薬)(タモキシフェンの効果を弱めることがあります)

グリシン
[GLYCINE]

●ほかの呼び名など：グリココール、イコニル、L-グリシン、モナゾール　など

たんぱく質を構成するアミノ酸の一種で、脳から脊髄へと至る中枢神経系で神経の興奮を鎮める神経伝達物質として働いています。食品では肉や魚のたんぱく質、とくにコラーゲン(ゼラチン)に多く含まれています。

効き目は？
★★★ [データ不十分]
・記憶力強化、前立腺肥大症、肝臓の保護、がん予防など

安全性は？
　一般的に安全ですが、まれに悪心、嘔吐、胃の不調などが起こる場合があります。妊娠中・授乳期の方は使用を避けてください。

一緒に飲んではいけない医薬品
クロザピン (グリシンと併用すると、クロザピンの効果が弱まるおそれがあります)

★★★ [レベル C] …効かない可能性が高いです、または効きません
★★★ [データ不十分] …現段階で結論づけることはできません。より多くの研究が必要です

グルコサミン

[GLUCOSAMINE]

●ほかの呼び名など：グルコサミン塩酸塩、グルコサミン硫酸塩、N-アセチルグルコサミン、アセチルグルコサミン　など

グルコサミンは軟骨や関節液に含まれ、クッションの役割を果たしています。体内ではN-アセチルグルコサミンとして存在し、日本ではグルコサミン塩酸塩が食品として認められています。

効き目は？

★★★ [レベルA]

・変形性関節症（硫酸塩）

★★☆ [レベルB]

・顎関節関節炎（硫酸塩）

★★★ [データ不十分]

・グルコサミン硫酸塩：緑内障、減量
・グルコサミン塩酸塩：緑内障、変形性関節症、関節リウマチ、そのほかの疾病・症状

安全性は？

ほとんどの人に安全ですが、次のような副作用には注意が必要です。腸内ガス、お腹の張り、こむら返り、悪心、胸やけ、下痢、便秘、眠気、皮膚の異常、頭痛など。製品によっては成分表示よりもグルコサミンの量が少ないものや、マンガンが過剰に含まれるものもあります。信頼できる製品選びについては医師、薬剤師にご相談ください。糖尿病患者の方は念のため、

★★★ [レベルA] …効きます、またはおそらく効きます
★★☆ [レベルB] …効くと断言はできませんが、効果の可能性が科学的に示されています

定期的に血糖値の測定を行ってください。

　グルコサミンは貝やエビ、カニなどの甲殻類から抽出されますので、これらにアレルギーをもつ方は注意が必要です。妊娠中・授乳期の方、喘息患者の方も使用は避けてください。

● 一緒に飲む時は注意が必要な医薬品

抗がん薬（抗有糸分裂性化学療法薬）（併用すると、抗がん薬の効果を弱めるおそれがあります）

血糖値を下げる薬（糖尿病治療薬）： グリメピリド、グリブリド、インスリン、ピオグリタゾン、ロシグリタゾン、クロルプロパミド、トルブタミド　など（人によってはグルコサミン塩酸塩で血糖値が増加することがあります）

血液を固まりにくくする薬（血液凝固抑制薬／抗血小板薬／抗血栓薬）： ワルファリン（深刻なあざ*や出血を起こす可能性があります）

● コメント

　「ナチュラルメディシン」では、グルコサミン塩酸、グルコサミン硫酸塩、N-アセチルグルコサミンを区別して評価しています。わが国の健康食品・サプリメントにはグルコサミン塩酸塩が使用されていることが多いようです。

グルタミン

[GLUTAMINE]

● ほかの呼び名など：グルタミン酸塩、グルタミネート、L-グルタミン酸、L-グルタミン　など

★★★　[レベル C]　…効かない可能性が高いです、または効きません
★★★　[データ不十分]　…現段階で結論づけることはできません。より多くの研究が必要です

遊離アミノ酸の中で最も体内量の多いアミノ酸です。肝臓でプロリンが酸化されたり、窒素固定で生成したアンモニアはグルタミン酸をグルタミンに変換し、筋肉の分解を抑え合成を促進します。外科手術後の回復を早めるため輸液に使用されます。

● 効き目は？

★★☆ [レベルB]

・免疫力低下の防止

★☆☆ [レベルC]

・シスチン尿症、クローン病*、運動機能の改善

★★★ [データ不十分]

・抗がん薬による下痢や痛みの緩和、消化管手術後の栄養障害、うつ、精神の不安定、注意欠陥多動性障害*、不眠症、胃潰瘍、潰瘍性大腸炎*、鎌状赤血球貧血*、アルコール依存症など

● 安全性は？

　一般的には子どもも含めて安全です。ただし、副作用についてはよく知られていないため、1日に40g以上は摂取しないでください。妊娠中・授乳期の方は使用しないでください。グルタミンは興奮をもたらす神経伝達物質でもあるので、精神的な疾患のある方、とくに双極性障害*や躁病の方は使用しないでください。

● 一緒に飲んではいけない医薬品

がん治療薬（グルタミンは化学療法薬による抗がん作用を弱めるといわれています）

てんかん発作予防薬（抗けいれん薬）：フェノバルビタール、プリミドン、バルプロ酸、ガバペンチン、カルバマゼピン、フェ

★★★ [レベルA] …効きます、またはおそらく効きます
★★☆ [レベルB] …効くと断言はできませんが、効果の可能性が科学的に示されています

ニトインなど（グルタミンはこれらの医薬品の効果を弱めるおそれがあります）

ラクツロース（ラクツロースの効果を弱めるおそれがあります）

グレープフルーツ

[GRAPEFRUIT]

●ほかの呼び名など：グレープフルーツジュース、ブンタン（文旦）、ボンタン、ザボン、シトラスシードエキス、シトラスシードエクストラクト、グレープフルーツオイル、グレープフルーツエクストラクト、ポメロ、グレープフルーツエキス　など

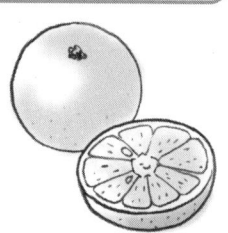

グレープフルーツは体内で薬物を代謝する酵素の働きを阻害して、さまざまな医薬品に影響を与えます。これは果皮や果肉に含まれる化合物が原因で、ピンクやルビーと呼ばれる種類より白色種のほうが強く作用します。

効き目は？

★★★ [データ不十分]

・喘息、アトピー性皮膚炎、高コレステロール血症、アテローム性動脈硬化症、がん予防、減量、乾癬*、筋肉の疲労、育毛、美肌、にきび、脂性肌、頭痛、ストレス、うつ、感染症など

安全性は？

通常の食品に含まれる量であれば安全です。ただし、グレープフルーツジュースは通常の果実よりも多く摂取できてしまうので注意が必要です。閉経後の女性が毎日多量のグレープフル

★★★ [レベルC] …効かない可能性が高いです、または効きません
★★★ [データ不十分] …現段階で結論づけることはできません。より多くの研究が必要です

ーツジュースをとると乳がんを発症するリスクが高まります。妊娠中・授乳期の方は過剰に摂取しないよう心がけてください。

●一緒に飲んではいけない医薬品

肝臓で分解されやすい医薬品:アミトリプチリン、ハロペリドール、オンダンセトロン、プロプラノロール、テオフィリン、ベラパミル、ジクロフェナク、イブプロフェン、メロキシカム、ピロキシカム、セレコキシブ、アミトリプチリン、ワルファリン、グリピザイド、ロサルタン、オメプラゾール、ランソプラゾール、ラベプラゾール、パントプラゾール、ジアゼパム、カリソプロドル、ロバスタチン、ケトコナゾール、イトラコナゾール、フェキソフェナジン、トリアゾナム など（医薬品の作用が増強され副作用が強く現れるおそれがあります）

血圧を下げる薬（カルシウムチャネル遮断薬、カルシウム拮抗薬）:ニフェジピン、ベラパミル、ジルチアゼム、イスラジピン、フェロジアピン、アムロジピン など（血圧が下がりすぎるおそれがあります）

血清コレステロール値を下げる医薬品:ロバスタチン、シンバスタチン、アトルバスタチン、セリバスタチン など（医薬品の作用が増強され副作用が強く現れるおそれがあります）

鎮静薬（ベンゾジアゼピン系薬）:クロナゼパム、ジアゼパム、ロラゼパム など（医薬品の作用が増強され副作用が強く現れるおそれがあります）

そのほか:アーテメーター、ブスピロン、カフェイン、カルバマゼピン、カルベジロール、シサプリド、クロミプラミン、シクロスポリン、デキストロメトルファン、エリスロマイシン、

メチルプレドニゾロン、プラジカンテル、キニジン、サキナビル、スコポラミン、シルデナフィル、テルフェナジン（これらの医薬品と併用すると、副作用が強く現れる可能性があります）
イトラコナゾール、エトポシド（これらの医薬品の効果を弱める可能性があります）
ワルファリン（あざ*や出血の可能性があります）

● 併用を避けるべき食品・サプリメント

紅麹、トニックウォーター、赤ワイン

クロム
[CHROMIUM]

● ほかの呼び名など：塩化クロム、ニコチン酸クロム　など（元素記号はCr）

三価のクロムは必須微量元素。1日の推奨量*は男性18〜69歳40μg、70歳以上35μg、女性30μg、25μgです。

● 効き目は？

★★☆ [レベルB]

・2型糖尿病

★★★ [データ不十分]

・運動能力の改善、肥満、減量、うつ、心臓発作予防、ターナー症候群、多嚢胞性卵巣症候群、そのほかの症状

● 安全性は？

適切に使用すればほとんどの成人に安全です。中には、皮膚の刺激、頭痛、めまい、悪心、気分の変化や思考障害、判断障害、協調運動障害などの副作用が起こることもあります。

★☆☆ [レベルC] …効かない可能性が高いです、または効きません
★★★ [データ不十分] …現段階で結論づけることはできません。より多くの研究が必要です

多量の摂取は、血液疾患、肝臓や腎臓の損傷などの障害を引き起こすかもしれませんが、原因がクロムなのかは現在のところ不明です。

　妊娠中・授乳期の方、腎臓疾患、クロム酸アレルギーのある方、うつ病や不安感、統合失調症、精神性疾患、肝臓病の患者さんは使用しないでください。クロムポリニコチネートは使用してはいけません。

● 一緒に飲む時は注意が必要な医薬品

非ステロイド性の抗炎症薬：イブプロフェン、インドメタシン、ナプロキセン、ピロキシカム、アスピリン　など（これらの医薬品は体内のクロム濃度を上げて、副作用の危険性を高めるおそれがあります）

血糖値を下げる薬（糖尿病治療薬）（血糖値が下がりすぎるおそれがあります）

● コメント

　クロムの単体および三価クロムには毒性が知られていません。六価クロムは、非常に強い毒性を持っています。四価クロムは、発がん性物質です（WHO国際がん研究機関　Type 1）。

クロレラ
[CHLORELLA]

●ほかの呼び名など：クロレラ・ブルガリス、クロレラ・ピレノイドーサ　など

淡水に生息する緑色の藻、プランクトンの一種です。良質のた

★★★　［レベル A］…効きます、またはおそらく効きます
★★☆　［レベル B］…効くと断言はできませんが、効果の可能性が科学的に示されています

んぱく質や葉緑素、ビタミンなどを豊富に含む食品ですが、光過敏症の原因となる場合もあります。

●効き目は？

★★★ [データ不十分]

・悪性腫瘍の放射線あるいは化学療法による副作用、がん予防、線維筋痛症*、かぜ、クローン病*、潰瘍性大腸炎*、潰瘍、便秘、口臭、高血圧、高コレステロール血症、そのほかの症状

●安全性は？

食べ物としてとる場合は、ほとんどの人に安全のようです。一般的な副作用として、下痢、悪心、腸内ガス、緑便、胃けいれんなどがあり、とくに使用を始めた最初の週に見られます。

ほかに、喘息や、危険な呼吸疾患などアナフィラキシーと呼ばれる深刻なアレルギー反応を起こすおそれがあります。また、皮膚が日光に対して過敏になる可能性がありますので、クロレラを使用している間は屋外では日焼け止めを使用するなど、日光に注意してください。

妊娠中・授乳期の方、ヨウ素過敏症の方、免疫系の弱い方は使用しないでください。多発性硬化症*、全身性エリテマトーデス*、関節性リウマチなどの免疫系疾患、自己免疫疾患*の方は使用してはいけません。

●一緒に飲む時は注意が必要な医薬品

免疫機能を抑える薬：アザチオプリン、バシリキシマブ、シクロスポリン、ダクリズマブ、ムロモナブ-CD3、ミコフェノレート、タクロリムス、シロリムス、プレドニゾン、コルチコステロイド　など（免疫機能を抑制する医薬品の効果を弱めるお

★★★ [レベルC] …効かない可能性が高いです、または効きません
★★★ [データ不十分] …現段階で結論づけることはできません。より多くの研究が必要です

それがあります)

血液を固まりにくくする薬(血液凝固抑制薬／抗血小板薬／抗血栓薬)：ワルファリン(クロレラにはビタミンKが多量に含まれていますのでワルファリンの効果を弱めます)

桑

[BLACK MULBERRY]

●ほかの呼び名など：ブラックマルベリー、マルベリー、桑葉、ホワイトマルベリー(マグワ)　など

桑の根は桑白皮(ソウハクヒ)と呼ばれる生薬で医薬品に分類されます。桑の葉や実は食品として扱われ、血糖値を下げる働きがあるといわれています。

● 効き目は？

★★★ [データ不十分]

・便秘、鼻炎(鼻水)、そのほかの症状

● 安全性は？

安全性については明らかにされていませんが、血糖値を下げる可能性がありますので、糖尿病の患者さんは定期的に血糖値を測定してください。
妊娠中・授乳期の方は使用を避けてください。

● 一緒に飲む時は注意が必要な医薬品

医薬品との相互作用についてはまだ明らかではありません。治療のために医薬品(とくに血糖値を下げる薬)を服薬している場合は、桑を使用する前に医師・薬剤師に相談してください。

★★★ [レベルA]…効きます、またはおそらく効きます
★★★ [レベルB]…効くと断言はできませんが、効果の可能性が科学的に示されています

コエンザイム Q-10

[COENZYME Q-10]

●ほかの呼び名など：CoQ-10、コエンザイムキューテン、ユビキノン、ユビデカレノン　など

細胞がエネルギーを作り出す時に必要な補酵素です。とくに心臓、肝臓、腎臓などに多く分布しており、食べ物にも少量含まれています。また、心臓病の薬としても使用されています。

●効き目は？

★★★ [レベルA]

・コエンザイム Q-10 欠乏症、ミトコンドリア病

★★☆ [レベルB]

・心臓病リスクの低減（心臓発作、心筋梗塞等）、ハンチントン病*、片頭痛予防、パーキンソン病*、HIV（エイズウイルス）感染症*患者の免疫システム改善、筋ジストロフィー

★★★ [レベルC]

・運動能力の改善、歯周病（直接塗布）

★★★ [データ不十分]

・糖尿病、乳がん、疲労感、ライム病*、脱毛、男性不妊症、狭心症、心筋疾患、そのほかの症状

●安全性は？

ほとんどの成人に安全ですが、人によっては胃のもたれ、食欲不振、悪心、下痢、発疹など軽い副作用の可能性があります。

また、血圧を低下させることもあるので、低血圧の方は血圧測定をするなど注意が必要です。1日の摂取量を一度に飲まず、

★★★ [レベルC] …効かない可能性が高いです、または効きません
★★★ [データ不十分] …現段階で結論づけることはできません。より多くの研究が必要です

2〜3回に分けて飲めばより安全です。

子どもには医師の指導なしに使用しないでください。妊娠中・授乳期も使用は控えてください。

●一緒に飲む時は注意が必要な医薬品

血圧を下げる薬（降圧薬）：カプトプリル、エナラプリル、ロサルタン、バルサルタン、ジルチアゼム、アムロジピン、ヒドロクロロチアジド、フロセミド　など（コエンザイムQ-10と併用すると、血圧が下がりすぎる可能性があります）

抗がん薬（抗がん薬の効き目を弱める懸念があります）

血液を固まりにくくする薬（血液凝固抑制薬／抗血小板薬／抗血栓薬）：ワルファリン（ワルファリンの効果を弱めるおそれがあります）

●コメント

年齢階級別血中コエンザイムQ-10濃度の平均値が低下していることから増加させることが望ましいと、暗示している新聞や雑誌の広告があります。「ナチュラルメディシン」の原本によりますと、細菌では延命効果が認められていますが、ラットなどの動物実験でさえも寿命の延長は観察されていません。

コバラミン　参照▶　ビタミンB$_{12}$（151ページ）

米ぬか
[RICE BRAN]

●ほかの呼び名など：米糠、ぬか　など

★★★ ［レベル A］…効きます、またはおそらく効きます
★★☆ ［レベル B］…効くと断言はできませんが、効果の可能性が科学的に示されています

玄米にある皮や胚芽のことで、精米する過程で削り取られたものです。イノシトール（22ページ）やギャバ（50ページ）などに富み、米ぬか油にはビタミンE（157ページ）や不飽和脂肪酸が多く含まれています。

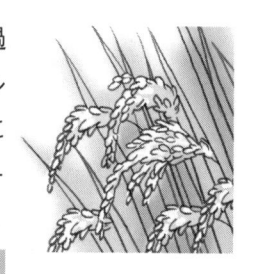

● 効き目は？

★★☆ [レベルB]

・高コレステロール血症、高カルシウム血症の人の腎臓結石予防、アトピー性皮膚炎、胃がんのリスク低減

★☆☆ [レベルC]

・結腸・直腸がんのリスク低減

★★★ [データ不十分]

・糖尿病、高血圧、アルコール依存症、減量、HIV（エイズウイルス）感染症*、免疫システムの強化、気力の増進、運動能力の向上、肝機能の改善、心血管疾患のリスク低減、そのほかの症状

● 安全性は？

経口摂取の場合はほとんどの人に安全です。食べる量を増やすと、最初の数週間は排便が不規則になったり、腸内ガスや胃の不調を起こしたりすることもあります。

入浴剤として使用するのは、ほとんどの人に安全ですが、皮膚にかゆみや発赤が生じる方もあります。また、使用する米ぬかにシラミやダニが発生していると、湿疹やかゆみの原因になるので注意しましょう。

妊娠中・授乳期の方、腸の潰瘍や癒着、消化管を狭くしたり

★☆☆ [レベルC] …効かない可能性が高いです、または効きません
★★★ [データ不十分] …現段階で結論づけることはできません。より多くの研究が必要です

塞ぐような病気、嚥下困難、消化不良など胃腸障害のある方、低カルシウム血症、鉄不足、貧血のある方は使用しないでください。

一緒に飲む時は注意が必要な医薬品

経口薬（飲み薬）全般（医療品の吸収を抑制します）

コラーゲン
[COLLAGEN]

●ほかの呼び名など：ゼラチン、Ⅰ型コラーゲン、コラーゲンペプチド　など

皮膚や骨に多く存在する細長い形をしたたんぱく質で、食べ物ではフカヒレや鶏のトサカなどに多く含まれます。ゼリーなどに使用されるゼラチンは、コラーゲンを加熱処理して溶けやすくしたものです。

なお、チキンコラーゲン（112ページ）も参照してください。

効き目は？

★★★ [データ不十分]

・変形性関節症、骨粗鬆症、骨と関節の強化、爪の強化、髪質の改善、減量、スポーツによる外傷後の回復期間の短縮、そのほかの症状

安全性は？

ほとんどの人に安全と考えられています。しかし、不快な味や、胃重、腹部膨満感、胸焼け、げっぷなどを生じることがあります。アレルギー反応を起こす方もあるでしょう。

製品の多くは牛や豚の皮、骨、軟骨などを原料としていまし

★★★ [レベルA] …効きます、またはおそらく効きます
★★☆ [レベルB] …効くと断言はできませんが、効果の可能性が科学的に示されています

たが、いわゆる狂牛病*（牛海綿状脳症、BSE）の感染源となる可能性が懸念されるため、現在では豚やニワトリ、魚類由来の原料が一般的です。コラーゲンを原料とするゼラチンはサプリメントのカプセルなどにも使用されますので、健康食品のラベルをよく読み、牛由来ではないことを確認してください。

妊娠中・授乳期の方は通常の食品以外からの摂取は避けてください。

●一緒に飲む時は注意が必要な医薬品

医薬品との相互作用は明らかではありません。医薬品を服用している方は、ご使用前に医師または薬剤師にご相談ください。

●コメント

コラーゲンは、牛肉、豚肉、鶏肉、卵、魚などと同じようにたんぱく質です。牛肉、豚肉なども食べても、ヒトの体の中に牛肉、豚肉などはそのまま存在しません。ヒトの筋肉や血液に変化しています。コラーゲンを摂取するとそのコラーゲンがヒトの体の中にそのまま存在するのでしょうか？

コリン
[CHOLINE]

●ほかの呼び名など：ホスファチジルコリン、アセチルコリン、塩化コリンなど

体内ではリン脂質として細胞膜を構成したり、神経伝達物質として働くなど、その機能は多様で、肝臓や脳の働きにも関与しています。卵黄や大豆にはレシチンとして多く含まれています。

★★★ ［レベルC］…効かない可能性が高いです、または効きません
★★★ ［データ不十分］…現段階で結論づけることはできません。より多くの研究が必要です

●効き目は?

★★☆ [レベルB]
・喘息、妊娠中の摂取で胎児の神経管欠損症を予防

★☆☆ [レベルC]
・小脳運動失調*、認知症*、持久力運動時における疲労、加齢性の記憶障害、統合失調症

★★★ [データ不十分]
・肝炎などの肝疾患、うつ、高コレステロール血症、けいれん発作、ハンチントン病*、トウレット症候群*、そのほかの症状

●安全性は?

成人(19歳以上)では1日に3.5g以下の経口摂取であれば一般的に安全です(3.5g/日はアメリカ/カナダの耐容上限量*です)。高用量では、発汗、魚臭、胃腸障害、嘔吐、下痢などがあります。

用量を守れば、妊娠中・授乳期の方や子どもの使用でも安全です。

●一緒に飲む時は注意が必要な医薬品

医薬品との相互作用は明らかではありません。医薬品を服用している方は、ご使用前に医師または薬剤師にご相談ください。

コンドロイチン硫酸
[CHONDROITIN SULFATE]

●ほかの呼び名など:コンドロイチン、コンドロイチン硫酸塩 など

「軟骨のもと」というギリシャ語が語源で、関節などがスムー

★★★ [レベルA] …効きます、またはおそらく効きます
★★☆ [レベルB] …効くと断言はできませんが、効果の可能性が科学的に示されています

ズに動くよう働いています。ヒアルロン酸やグルコサミンなどと同様、ムコ多糖の構成成分です。

●効き目は？

★★☆ [レベルB]

・変形性関節症の痛み、ドライアイ（点眼液として）

★★★ [データ不十分]

・心臓発作

●安全性は？

一般的には安全なようですが、軽度の胃痛や吐き気を起こすことがあります。まれに、下痢、便秘、まぶたの腫れ、不整脈を起こすこともあります。

かつては牛由来の製品が多くありましたが、牛海綿状脳症（狂牛病*、BSE）への配慮から、現在はサメ軟骨由来の製品が一般的です。しかし、過去にコンドロイチンが原因で人に病気を引き起こしたという報告はありません。

市販品にはマンガンを過剰に含んでいる製品がみられるため、信頼できる製品を選んでください。

妊娠中・授乳期の方、喘息、前立腺がん患者、前立腺がんリスクの高い方は使用しないでください。

●一緒に飲む時は注意が必要な医薬品

血液を固まりにくくする薬（血液凝固抑制薬／抗血小板薬／抗血栓薬）：ワルファリン（深刻なあざ*や出血を起こす可能性があります）

★★☆ [レベルC] …効かない可能性が高いです、または効きません
★★★ [データ不十分] …現段階で結論づけることはできません。より多くの研究が必要です

サイリウム

[BLOND PSYLLIUM]

●ほかの呼び名など：オオバコ、インドオオバコ、イサゴール　など

ブロンドサイリウムやブラックサイリウムはオオバコの一種で、学名をプランタゴオバタといいます。種子の皮は80％が食物繊維で、「お腹の調子を整える」の表示で特定保健用食品*（トクホ）の許可を受けています。

効き目は？

★★★ [レベルA]

・便秘および軟便の緩和、血清コレステロール値の高い人のコレステロール値を下げる

★★☆ [レベルB]

・下痢、過敏性腸症候群、糖尿病の食後血糖値を下げる、潰瘍性大腸炎*の再発、高血圧、痔

★☆☆ [レベルC]

・重度の腎疾患、大腸および直腸のポリープ

☆☆☆ [データ不十分]

・HIV／エイズ*患者の脂肪再分布症候群の予防、一部のがん、皮膚疾患、そのほかの症状

安全性は？

サイリウムを摂取するときは、同時に水分を多くとることで安全に使用できます。種皮3〜5gまたは種子7gに対し、最低240mlの水分を一緒に飲んでください。人によっては、ガス、胃痛、下痢、便秘、悪心などを起こす場合があります。

★★★［レベルA］…効きます、またはおそらく効きます
★★☆［レベルB］…効くと断言はできませんが、効果の可能性が科学的に示されています

アレルギーのある方では、鼻腔炎症、いびき、まぶたの粘膜炎症、じんましん、喘息などの症状を伴うアレルギー反応を起こすことがあるので注意しましょう。

サイリウムを常用したり、仕事などで日常的に吸い込むなどして過敏になる場合もあります。顔面紅潮、激しいかゆみ、息切れ、喘鳴（のど鳴り）、顔面または体の腫れ、胸苦しさおよびのどの締めつけ感、意識喪失などの症状が生じたら、直ちに使用をやめて医療機関を受診してください。

嚥下困難のある方、宿便、消化器の狭窄・閉塞・けいれんなどの便通障害、腸に疾患のある方は使用しないでください。

● 一緒に飲む時は注意が必要な医薬品

血糖値を下げる薬（糖尿病治療薬）：グリメピリド、グリブリド、インスリン、ピオグリタゾン、ロシグリタゾン、クロルプロパミド、トルブタミドなど（血糖値が下がりすぎるおそれがあります）

そのほか：カルバマゼピン（抗てんかん薬）、ジゴキシン、リチウム、エチニルエストラジオール（女性ホルモン）、ワルファリン（抗血栓薬・抗凝固薬）

● コメント

サイリウムには、ブラックサイリウム（BLACK PSYLLIUM）という別のものがあります。しかし、ブラックサイリウムの有効性、安全性、医薬品との相互作用などは、ブロンドサイリウムと大きな差はありません。

★★★ [レベルC] …効かない可能性が高いです、または効きません
★★★ [データ不十分] …現段階で結論づけることはできません。より多くの研究が必要です

ザクロ

[POMEGRANATE]

●ほかの呼び名など：柘榴、石榴皮、セキリョウ、サンセキリュウ　など

中東原産といわれ、古くから薬用や食用として親しまれてきたフルーツです。ポリフェノール*類やクエン酸、各種ビタミンなどを豊富に含みます。

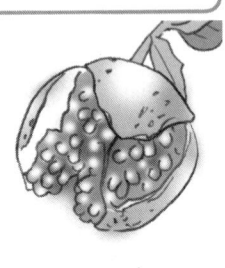

● 効き目は？

★☆☆ [レベルC]

・慢性閉塞性肺疾患

★★★ [データ不十分]

・心臓病、高コレステロール血症、腸への寄生虫の侵入、高血圧、アテローム性動脈硬化症、歯周病、口腔内の真菌感染症、下痢、赤痢、咽喉痛、痔、前立腺がん、そのほかの疾病・症状

● 安全性は？

食品に含まれる量ならほとんどの人に安全です。皮膚への塗布では、かゆみ、腫れ、鼻水、呼吸障害などの過敏症を起こすことがあります。

ザクロのジュースは、妊娠中・授乳期の方にも安全なようですが、ザクロ抽出物を使用した健康食品など、ほかの形態のザクロ製品が安全かどうかは不明です。

植物にアレルギーのある方はザクロにアレルギー反応を示す

★★★ [レベルA] …効きます、またはおそらく効きます
★★☆ [レベルB] …効くと断言はできませんが、効果の可能性が科学的に示されています

可能性が高いため使用してはいけません。

●一緒に飲む時は注意が必要な医薬品

血圧を下げる薬 (降圧薬)：カプトプリル、エナラプリ、リシノプリル、ラミプリル、ロサルタン、バルサルタン、ジルチアゼム、アムロジピン、ヒドロクロロチアジド、フロセミド　など (ザクロジュースと併用すると、血圧を下げすぎるおそれがあります)

肝臓で代謝されやすい薬：アミトリプチリン、コデイン、デシプラミン、フレカイニド、フルオキセチン、オンダンセトロン、トラマドール、アムロジピン、ジルチアゼム、ベラパミル、インディナビル、ネルフィナビル、リトナビル、サキナビル、アルフェンタニル、フェンタニル、ミダゾラム、プロプラノロール　など (これらの医薬品の作用や副作用が強く現れるおそれがあります)

血清コレステロール値を下げる薬：ロスバスタチン (HMG-CoA還元酵素阻害剤) (ロスバスタチンの作用や副作用が強くなる可能性があります)

サポニン　参照▶　大豆 (107ページ)

サメ軟骨
[SHARK CARTILAGE]

●ほかの呼び名など：サメ軟骨エキス、アブラツノザメ　など

中華料理でおなじみのフカヒレもサメ軟骨で、コラーゲンやコ

ンドロイチンなど、皮膚や関節に関わる成分が豊富です。がんの増殖を抑えるとする報告もありますが・・・。

● 効き目は？

★★★ [レベルC]
・乳がん、結腸・直腸がん、肺がん、前立腺がん、脳腫瘍、非ホジキリンパ腫

★★★ [データ不十分]
・関節炎、変形性関節症、眼の合併症、腎臓がん、傷の治療、乾癬*、そのほかの症状

● 安全性は？

一般的には安全なようですが、吐き気、嘔吐、胃の不調、便秘、低血圧、めまい、高血糖、高カルシウム、疲労などを起こすことがあります。製品によっては不快なにおいや味がするものがあります。

妊娠中・授乳期の方、高カルシウム血症の方は使用しないでください。

● 一緒に飲む時は注意が必要な医薬品

ほかの医薬品との相互作用については明らかにされていません。医薬品を服用している場合は、ご使用前に医師または薬剤師にご相談ください。

システイン 参照 N-アセチルシステイン（32ページ）

★★★ [レベルA] …効きます、またはおそらく効きます
★★☆ [レベルB] …効くと断言はできませんが、効果の可能性が科学的に示されています

シソ

[PERILLA]

●ほかの呼び名など：紫蘇、大葉、青紫蘇、赤紫蘇など

さっぱりした風味と強い殺菌力をもつので、刺身のつまなどに使用されます。葉にはβ-カロテンやロズマリン酸というアレルギーに有用な成分を、種子にはα-リノレン酸を含みますが・・・。

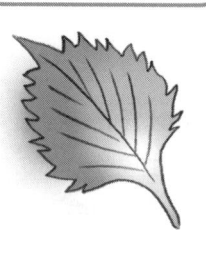

効き目は？

★★★［データ不十分］

・喘息、悪心、日射病、発汗の誘発、けいれんの緩和、そのほかの症状

安全性は？

経口摂取であれば一般的には安全なようです。皮膚に塗布すると、アレルギー性の皮膚反応や発疹を起こすことがあります。

妊娠中・授乳期の方は使用しないでください。

一緒に飲む時は注意が必要な医薬品

医薬品との相互作用は明らかではありません。医薬品を服用している方は、ご使用前に医師または薬剤師にご相談ください。

シベリア人参　参照▶ エゾウコギ（31ページ）

★★★［レベルC］…効かない可能性が高いです、または効きません
★★★［データ不十分］…現段階で結論づけることはできません。より多くの研究が必要です

シャークリバーオイル

[SHARK LIVER OIL]

●ほかの呼び名など：ウバザメ肝油、深海サメ肝油、スクアレン、スクアランなど

高い水圧と低酸素の深海で活動する深海鮫の肝臓からとれる肝油。主成分のスクワレンは、生体内でコレステロールが合成される場合の中間体です。皮膚の保湿などにも利用されています。

●効き目は？

★★★ [データ不十分]

・白血病、がん、がん治療の副作用、かぜ、インフルエンザ、皮膚障害、そのほかの症状

●安全性は？

安全性についての情報は十分に得られていません。肺に吸い込むと肺炎を起こすことがあります。

妊娠中・授乳期の方は使用しないでください。

●一緒に飲む時は注意が必要な医薬品

医薬品との相互作用は明らかではありません。医薬品を服用している方は、ご使用前に医師または薬剤師にご相談ください。

ショウガ

[GINGER]

●ほかの呼び名など：生姜、ジンジャー、ショウキョウ、姜（ジャン）など

食用のほか、ショウキョウ（生姜）の名で、生薬として多くの

★★★ [レベルA] …効きます、またはおそらく効きます
★★☆ [レベルB] …効くと断言はできませんが、効果の可能性が科学的に示されています

漢方薬に処方されています。ジンゲロンという辛味成分が血行をよくし、体をポカポカと温めてくれるといわれています。

● 効き目は？

★★☆ [レベルB]

・めまい予防、つわり予防、手術後の吐き気・嘔吐

★☆☆ [レベルC]

・乗り物酔い、船酔い予防

★★★ [データ不十分]

・関節リウマチ、変形性関節症、食欲不振、かぜ、インフルエンザ、片頭痛、化学療法による悪心予防、そのほかの疾病・症状

● 安全性は？

一般には安全です。時に胸やけ、下痢、胃の不快感などを生じる場合もあります。

妊娠中・授乳期の方、出血傾向、糖尿病、心臓病の方は使用しないでください。

● 一緒に飲む時は注意が必要な医薬品

血液を固まりにくくする薬（血液凝固抑制薬／抗血小板薬／抗血栓薬）：アスピリン、イブプロフェン、ダルテパリン、ヘパリン、ワルファリン、Phenprocoumon（おもにヨーロッパで使用されていますが、日本では使用されていません）　など（あざ*や出血が生じる可能性が高くなると考えられます）

血圧を下げる薬（カルシウム拮抗薬）：ニフェジピン、ベラパミル、ジルチアゼム、イスラジピン、フェロジピン、アムロジピン　など（血圧が下がりすぎてしまう、あるいは不整脈が生

★☆☆ [レベルC] …効かない可能性が高いです、または効きません
★★★ [データ不十分] …現段階で結論づけることはできません。より多くの研究が必要です

じるおそれがあります)

血糖値を下げる薬（糖尿病治療薬）： グリメピリド、グリブリド、インスリン、ピオグリタゾン、ロシグリタゾン、クロルプロパミド、トルブタミド　など（血糖値が下がりすぎてしまうおそれがあります）

植物エストロゲン　参照▶ クズ（61ページ）、大豆（107ページ）

植物ステロール
[BETA-SITOSTEROL]

●ほかの呼び名など：ベータシトステロール、フィトステロール　など

植物油に含まれ、構造がコレステロールによく似ています。穀類や豆類の胚芽にとくに多く、食事からとるとコレステロールの吸収を抑える働きをします。

効き目は？

★★★ [レベルA]
・高コレステロール血症、良性前立腺肥大

★★☆ [レベルB]
・結核

★☆☆ [レベルC]
・胆石

☆☆☆ [データ不十分]
・やけど、前立腺感染症、性機能障害、大腸がん予防、慢性関

★★★[レベルA]…効きます、またはおそらく効きます
★★☆[レベルB]…効くと断言はできませんが、効果の可能性が科学的に示されています

節リウマチ、乾癬*、アレルギー、子宮頸がん、線維筋痛*、全身性エリテマトーデス*、喘息、脱毛、片頭痛、慢性疲労性症候群*、閉経、そのほかの症状

●安全性は？

ほとんどの人に安全ですが、悪心、消化不良、腸内ガス、下痢、便秘などの症状を起こすこともあります。

妊娠中・授乳期にある女性、高シトステロール血症の方は使用しないでください。

●一緒に飲む時は注意が必要な医薬品

エゼチミブ、プラバスタチン（効果を弱めるおそれがあります）

スイートオレンジ
[SWEET ORANGE]

●ほかの呼び名など：オレンジ、オレンジスイート、ネーブルオレンジ、バレンシアオレンジ　など

オレンジにはバレンシアやネーブルなどのスイートオレンジ、ダイダイなど酸味や苦味の強いビターオレンジ、皮が薄く甘みの強いマンダリンオレンジ（日本のみかんなど）の三種類があり、オレンジジュースには主にスイートオレンジが使用されています。

●効き目は？

★★☆ [レベルB]

・高血圧予防、脳卒中リスク低減*

★★☆ [レベルC] …効かない可能性が高いです、または効きません
★★★ [データ不十分] …現段階で結論づけることはできません。より多くの研究が必要です

★★★ [データ不十分]
・風邪、腎結石症、喘息、咳、摂食障害、乳がんの痛みなど

● 安全性は？

通常の食事からとる量であれば安全な食品です。子どもや妊娠中・授乳期の方は過剰に摂取しないよう注意してください。

● 一緒に飲んではいけない医薬品

セリプロロール、フェキソフェナジン、イベルメクチン（医薬品の作用を弱めるおそれがあります）

プラバスタチン（副作用が発生しやすくなります）

抗菌薬（キノロン系抗生物質）：シプロフロキサシン、エノキサシン、ガチフロキサシン、レボフロキサシン、ロメフロキサシン、モキシフロキサシン、ノルフロキサシン、オフロキサシン、トロバフロキサシン　など（これら医薬品の抗菌作用を弱めるおそれがあります）

ステビア
[STEVIA]

● ほかの呼び名など：ステビオシド、ステビオサイド　など

南米原産のキク科植物でパラグアイではマテ茶の甘味料として、あるいは薬草として古くから利用されてきました。日本では食品添加物甘味料として使用が認められており、砂糖の約100倍の甘さがあります。

★★★ [レベルA] …効きます、またはおそらく効きます
★★☆ [レベルB] …効くと断言はできませんが、効果の可能性が科学的に示されています

● 効き目は？

★★★ [データ不十分]

・高血圧、避妊、糖尿病、胸やけ、減量、むくみ、心臓病など

● 安全性は？

　食品添加物として通常の食品から摂取する量では安全です。副作用には腹部膨満感、悪心、めまい、筋肉痛、しびれなどがあります。また、ブタクサ、キク、マリーゴールド、デイジーなどキク科の植物にアレルギーのある方はステビアの摂取に注意が必要です。妊娠中・授乳期の方は安全性を考慮し、食品添加物としての量以上は摂取しないでください。糖尿病や低血圧の方は食品添加物としての量でも、血糖値や血圧に影響を与える可能性がありますので、摂取に際しては医師や薬剤師に相談してください。

● 一緒に飲んではいけない医薬品

リチウム（ステビアと併用すると、体内のリチウム濃度が上昇し重篤な副作用を引き起こすことがあります）

血糖値を下げる薬（糖尿病治療薬）：グリメピリド、グリブリド、インスリン、ピオグリタゾン、ロシグリタゾン、クロルプロパミド、グリピザイド、トルブタミド　など（ステビアと併用すると、血糖値が下がりすぎるおそれがあります）

血圧を下げる薬（降圧薬）：カプトプリル、エナラプリル、ロサルタン、バルサルタン、ジルチアゼム、アムロジピン、ヒドロクロロチアジド、フロセミド　など（血圧が下がりすぎるおそれがあります）

★★★ [レベルC] …効かない可能性が高いです、または効きません
★★★ [データ不十分] …現段階で結論づけることはできません。より多くの研究が必要です

● 併用を避けるべき食品・サプリメント

アンドログラフィス、カゼインペプチド、キャッツクロー、コエンザイムQ-10、魚油、L-アルギニン、クコ、イラクサ、テアニン、α-リポ酸、ニガウリ、クロム、デビルズクロー、フェヌグリーク、ガーリック、セイヨウトチノキ、朝鮮人参、サイリウム、エゾウコギ　など

スピルリナ
[BLUE-GREEN ALGAE]

●ほかの呼び名など：藍藻、マイクロアルジェ、クロロフィル　など

光合成を行う植物プランクトンで、熱帯の湖などに自生しています。たんぱく質やミネラル、クロロフィルなどの栄養分を豊富に含みますが、重金属やマイクロシスチンなど毒性のある不純物が混入しないよう精製する必要があります。

● 効き目は？

★★★ [データ不十分]

・口腔内の前がん性病変、ビタミンB_{12}の補給、減量、注意欠陥多動性障害*、月経前症候群、糖尿病、免疫システムの刺激、疲労感、不安、うつ、記憶、気力、高コレステロール血症、心疾患、傷の治癒、消化、食事の代わりとしてのたんぱく質と鉄の補給、そのほかの症状

● 安全性は？

スピルリナのような藻類は、マイクロシスチンと呼ばれる肝臓に対して毒性をもつ物質、水銀やカドミウムなどの有害重金

★★★ [レベルA] …効きます、またはおそらく効きます
★★☆ [レベルB] …効くと断言はできませんが、効果の可能性が科学的に示されています

属、細菌などを含む場合があり、このような不純物が含まれないよう精製する必要があります。とくに子どもはこれらの有害物質に敏感なので、摂取しないようにしてください。

不純物に汚染されたものは肝障害、胃痛、悪心、嘔吐、体力低下、のどの渇き、心拍数の増加、ショックなどを引き起こす可能性があり、死に至ることもあります。安全性についての十分なテストが行われ、その表示がされている製品を選ぶようにしましょう。

妊娠中・授乳期の方、フェニルケトン尿症、尋常性天疱瘡*、多発性硬化症*、全身性エリテマトーデス*、関節リウマチなどの免疫系疾患、そのほか自己免疫疾患*の方は使用しないでください。

● 一緒に飲む時は注意が必要な医薬品

免疫機能を抑える薬：アザチオプリン、バシリキシマブ、シクロスポリン、ダクリズマブ、ムロモナブ-CD3、ミコフェノレート、タクロリムス、シロリムス、プレドニゾン、コルチコステロイド　など（スピルリナは免疫機能を促進して、免疫抑制薬の効果を弱めるおそれがあります）

スルフォラファン
[SULFORAPHANE]

●ほかの呼び名など：イソチオシアネート、含硫化合物、フィトケミカル　など

アブラナ科の植物、おもにブロッコリーに含まれるイオウ化合

★★★［レベルC］…効かない可能性が高いです、または効きません
★★★［データ不十分］…現段階で結論づけることはできません。より多くの研究が必要です

物の一種で、スプラウトと呼ばれる新芽に多く含まれています。辛味と強い抗酸化*力が特徴です。

● 効き目は？

★★★ [データ不十分]

・がんのリスク低減*、そのほかの症状

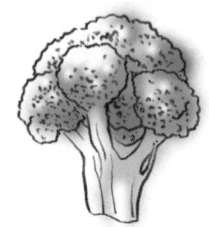

● 安全性は？

食品に含まれている量では安全ですが、抽出したものを経口で使用する場合の安全性については不明です。

妊娠中・授乳期の方は通常の食品以外からの摂取は避けてください。

● 一緒に飲む時は注意が必要な医薬品

肝臓で代謝されやすい薬品：クロザピン、シクロベンザプリン、フルボキサミン、ハロペリドール、イミプラミン、メキシレチン、オランザピン、ペンタゾシン、プロプラノロール、タクリン、テオフィリン、ジロートン、ゾルミトリプタンなど（これらの医薬品の作用が増強され、副作用が強く現れるおそれがあります）

セージ
[SAGE]

● ほかの呼び名など：コモンセージ、スパニッシュセージ　など

地中海原産のシソ科植物で和名をヤクヨウサルビアといいます。ハーブティーとして、あるいは肉の臭み消しとして料理に

★★★ [レベル A] …効きます、またはおそらく効きます
★★☆ [レベル B] …効くと断言はできませんが、効果の可能性が科学的に示されています

利用されますが、薄紫色の美しい花をつけるのでハーブのほか観賞用としても栽培されています。

● 効き目は？

★★☆ [レベルB]

・アルツハイマー病*

★★★ [データ不十分]

・記憶力の改善、食欲不振、胃痛、口内の乾燥、月経痛、喘息、下痢、腸内ガス、消化器の疾患、多汗など

● 安全性は？

通常の食品として摂取するのであれば安全です。ただし、セージには毒性を持つ種類もあるので過剰摂取や長期に及ぶ摂取には注意が必要です。副作用として悪心、嘔吐、腹痛、めまい、興奮、喘鳴を起こす可能性があります。とくにセージ精油やアルコール抽出物の過剰摂取あるいは長期の摂取で、けいれん、肝障害、神経障害を引き起こすことがあります。糖尿病、高血圧の方はそれぞれ血糖値と血圧の変化を注意深く観察し、低血糖や血圧の上昇に注意してください。妊娠中・授乳期にある方、てんかんやけいれんを起こす疾患のある方は使用しないでください。

● 一緒に飲んではいけない医薬品

糖尿病治療薬（血糖降下薬）：グリメピリド、グリブリド、インスリン、ピオグリタゾン、ロシグリタゾン、クロルプロパミド、グリピザイド、トルブタミド　など（血糖値が下がりすぎるおそれがあります）

てんかん発作予防薬（抗けいれん薬）：フェノバルビタール、

★☆☆ [レベルC] …効かない可能性が高いです、または効きません
★★★ [データ不十分] …現段階で結論づけることはできません。より多くの研究が必要です

プリミドン、バルプロ酸、ガバペンチン、カルバマゼピン、フェニトイン　など（セージは抗けいれん薬の効果を低下させるおそれがあります）

鎮静薬（中枢神経抑制薬）：クロナゼパム、ロラゼパム、フェノバルビタール、ゾルピデム　など（セージと併用すると、過度の眠気を引き起こすおそれがあります）

●併用を避けるべき食品・サプリメント

5-ヒドロキシトリプトファン、ショウブ、ハナビシソウ、キャットニップ、ホップ、ジャマイカンドッグウッド、カバ、セント・ジョンズ・ワート、スカルキャップ、カノコソウ、YERBA MANSA、デビルズクロー、フェヌグリーク、ガーリック、グアーガム、セイヨウトチノキ、朝鮮人参、サイリウム、エゾウコギ　など

セイヨウトチノキ

[HORSE CHESTNUT]

●ほかの呼び名など：マロニエ、ウマグリ、ホースチェストナット　など

ヨーロッパ原産でトチノキの近縁種です。フランス語名のマロニエでよく知られ、パリの街路樹としても有名です。栗に似た果実は日本では医薬品に分類されており、海外の薬用ハーブでも果実部の規格化製品だけが承認されています。

●効き目は？

★★☆ [レベルB]

・慢性静脈不全、静脈瘤、足の痛みや疲労、張りや腫れ、むく

★★★ [レベルA] …効きます、またはおそらく効きます
★★☆ [レベルB] …効くと断言はできませんが、効果の可能性が科学的に示されています

みなど静脈の疾患

★★★ [データ不十分]

・痔、下痢、発熱、咳、前立腺肥大、湿疹、月経痛、骨折やねんざによる腫れ、関節炎、リウマチなど

● 安全性は？

　科学的に検証され規格化された種子の抽出物は安全性が認められています。セイヨウトチノキの種子、樹皮、葉、花には毒性をもつ化合物が含まれており、そのまま摂取すると死に至る危険があります。中毒症状には胃のむかつき、腎障害、筋肉のひきつり、衰弱、瞳孔の散大（開きぱなしになることです）、嘔吐、下痢、うつ、麻痺、昏迷などがあります。また、花粉によるアレルギー症状を引き起こす可能性があります。セイヨウトチノキの木から採取した葉や枝、種子などを誤って飲み込んだ場合は、直ちに医療機関を受診してください。規格化された製品でも、妊娠中・授乳期の方は使用しないでください。糖尿病の方は使用前に医師または薬剤師に相談し、血糖値の変化を詳細に観察してください。

● 一緒に飲んではいけない医薬品

リチウム（セイヨウトチノキと併用すると、体内のリチウム値を上昇させ、深刻な副作用をもたらします）

血液を固まりにくくする薬（血液凝固抑制薬/抗血小板薬/抗血栓薬）：アスピリン、クロピドグレル、ジクロフェナク、イブプロフェン、ナプロキセン、ダルテパリン、エノキサパリン、ヘパリン、ワルファリン　など（あざ*や出血が生じる可能性が高くなると考えられます）

★★★ [レベルC] …効かない可能性が高いです、または効きません
★★★ [データ不十分] …現段階で結論づけることはできません。より多くの研究が必要です

糖尿病治療薬（血糖降下薬）：グリメピリド、グリブリド、インスリン、ピオグリタゾン、ロシグリタゾン、クロルプロパミド、グリピザイド、トルブタミド　など（血糖値が下がりすぎるおそれがあります）

● 併用を避けるべき食品・サプリメント

α-リポ酸、クロム、デビルズクロー、フェヌグリーク、ガーリック、グアーガム、朝鮮人参、サイリウム、エゾウコギ、アンゼリカ、クローブ、タンジン、ガーリック、ショウガ、レッドクローバー　など

セネガ
[SENEGA]

●ほかの呼び名など：オンジ、遠志、美遠志、ヒメハギ、ヒロハセネガ　など

北米原産のヒメハギ科植物で、原産地の先住民は毒蛇に咬まれた場合の薬草として用いたといわれています。セネガの名はこの先住民の部族名に由来します。日本では医薬品に分類され、去痰薬として使用されています。

● 効き目は？

★★★ [データ不十分]

・喘息、気腫、気管支炎、のどや鼻、胸部の腫れなど

● 安全性は？

短期間の使用に限れば安全と考えられています。長期に及ぶ使用では胃炎、下痢、めまい、悪心や嘔吐などを起こす可能性があります。妊娠中・授乳期の方は使用しないでください。ま

★★★ [レベルA] …効きます、またはおそらく効きます
★★☆ [レベルB] …効くと断言はできませんが、効果の可能性が科学的に示されています

た、発熱時、胃食道逆流炎、潰瘍、潰瘍性大腸炎*、クローン病*の方も使用しないでください。

●一緒に飲む時は注意が必要な医薬品

ほかの医薬品との相互作用は明らかにされておりません。医薬品を使用されている方は、使用する前に必ず医師または薬剤師に相談してください。

セレン
[SELENIUM]

●ほかの呼び名など：セレニウム、セレノメチオニン　など（元素記号は Se）

体内にあって酸化を防ぐグルタチオンペルオキシダーゼという酵素の主要成分で、ネギやイワシなどに多く含まれています。抗酸化作用*があります。

●効き目は？

★★☆ [レベル B]

・自己免疫性甲状腺炎（橋本病*）

★☆☆ [レベル C]

・全がんのリスク低減、前立腺がん・皮膚がん・肺がんのリスク低減、心臓病のリスク低減、関節リウマチ治療

☆☆☆ [データ不十分]

・HIV（エイズウイルス）感染症*、アテローム性動脈硬化症、変形性関節症、関節リウマチ、黄斑変性症、花粉症、白髪、気分障害、子宮頸がん検診結果の異常、不妊症、白内障、慢性疲労性症候群*、鳥インフルエンザ、流産の回避、大腸・食道・

★☆☆ [レベル C] …効かない可能性が高いです、または効きません
☆☆☆ [データ不十分] …現段階で結論づけることはできません。より多くの研究が必要です

胃がんのリスク低減、そのほかの症状

● **安全性は？**

　必須ミネラルとしての1日推奨量*は18歳以上の男性30μg、女性25μgで、耐容上限量*は成人男性200〜300μg、女性210〜230μgです。耐容上限量を超えると毒性が現われるおそれがあり、悪心、嘔吐、爪の変化、脱毛、体力の低下、神経過敏などを引き起こす可能性があります。

　長期間の過剰摂取による副作用の症状はヒ素中毒によく似ており、脱毛、爪に出現する白い横縞、爪の炎症、疲労、神経過敏、悪心、嘔吐、にんにく臭のする呼気、金属味などがあります。また、筋肉の衰え、ふるえ、ふらつき、顔のほてり、血栓による障害、肝臓障害、腎臓障害などの副作用が引き起こされることもあります。

　セレンのサプリメントを長期間使用した場合、わずかですが皮膚がん再発のリスクが高まる可能性を示唆した研究報告もあります。研究が進み詳細が明らかにされるまで、皮膚がんにかかったことのある方はセレンのサプリメントは避けてください。

　多量の総合ビタミン剤と、セレンサプリメントを併用しますと、前立腺がんのリスクが高くなる可能性があります。甲状腺機能低下症の症状を悪化させることがあります。

　手術前後の出血リスクを高める可能性がありますので、少なくとも手術2週間前にはセレンの摂取をやめてください。

　妊娠中の1日推奨量*は30μg、授乳期の女性では45μgとされています。上述の耐容上限量*を超えないよう注意しましょう。受精能に問題のある男性では、精子の運動性が減少し、受

★★★ [レベルA] …効きます、またはおそらく効きます
★★☆ [レベルB] …効くと断言はできませんが、効果の可能性が科学的に示されています

精能が低下する可能性がありますので使用を避けてください。

● 一緒に飲む時は注意が必要な医薬品

コレステロールを下げる薬（スタチン系）：アトルバスタチン、フルバスタチン、ロバスタチン、プラバスタチン　など（セレンをβ-カロテン、ビタミンC、Eと同時に摂取すると、スタチンの効果、ナイアシンの効果を弱めます）

睡眠薬（バルビツール酸系）：（睡眠薬の副作用を増加する可能性があります）

ワルファリン（あざ*や出血のリスクが増えることがあります）

セント・ジョンズ・ワート
[ST.JOHN'S WORT]

● ほかの呼び名など：セイヨウオトギリソウ（西洋弟切草）、ゴートウィード、ヒペリクム　など

ヨーロッパでは古くから外傷や軽いうつの症状に使用されてきた薬用ハーブです。ほかの薬物の効果に強く作用するため、医薬品との相互作用には細心の注意が必要です。

● 効き目は？

★★★ [レベルA]

・軽度～中等度のうつ病（重症化したうつ病へは適用外です）

★★☆ [レベルB]

・身体化障害（肉体的な原因がないにもかかわらず、身体的愁訴・症状が現れる）、更年期障害、創傷治療

★☆☆ [レベルC] …効かない可能性が高いです、または効きません
★★★ [データ不十分] …現段階で結論づけることはできません。より多くの研究が必要です

★★★ [レベルC]
・C型肝炎ウイルス、HIV（エイズウイルス）感染症*、糖尿病に伴う痛み（多発ニューロパシー*）の緩和、過敏性腸症候群

★★★ [データ不十分]
・胃の不快感、打撲傷、皮膚疾患、片頭痛、神経痛、坐骨神経痛、興奮しやすい、線維筋痛*、慢性疲労性症候群*、筋肉痛、がん、強迫性障害、季節性気分障害、月経前症候群、更年期障害、注意欠陥多動性障害*、禁煙、体重減少、そのほかの症状

● 安全性は？

2カ月以内の短期使用ではほとんどの人に安全です。人によっては、不眠、悪夢、情緒不安定、不安、神経過敏、腹痛、疲労感、口の渇き、めまい、頭痛、チクチクした痛みなどの副作用を引き起こす可能性があります。

また、皮膚が日光に対してきわめて強い過敏反応を起こす可能性がありますので、外出時には日焼け止めなどを使用してください。とくに肌の色が白く、紫外線に弱い方は注意が必要です。

妊娠中・授乳期の方、妊娠を望む男女、双極性障害*、統合失調症、アルツハイマー病*、うつ病の方は使用しないでください。

● 一緒に飲んではいけない医薬品

避妊薬：エチニルエストラジオール・レボノルゲストレル配合剤、エチニルエストラジオール・ノルエチステロン配合剤　など（避妊薬の効果が弱まるおそれがあります）

肝臓で代謝されやすい薬：クロザピン、シクロベンザプリン、フルボキサミン、ハロペリドール、イミプラミン、メキシレチ

ン、オランザピン、ペンタゾシン、プロプラノロール、タクリン、テオフィリン、ゾルミトリプタン、アミトリプチリン、ジアゼパム、ジロートン、セレコキシブ、ジクロフェナク、フルバスタチン、グリピジド、イブプロフェン、イルベサルタン、ロサルタン、フェニトイン、ピロキシカム、タモキシフェン、トルブタミド、トルセミド、ワルファリン、ロバスタチン、ケトコナゾール、イトラコナゾール、フェキソフェナジン、トリアゾラム　など多数（これらの医薬品の作用を弱めるおそれがあります）

うつを改善する薬：フルオキセチン、パロキセチン、セルトラリン、アミトリプチリン、クロミプラミン、イミプラミン　など（脳内のセロトニンが過剰となり、心臓障害、振せん*、不安など、深刻な副作用を起こすおそれがあります）

HIV（エイズウイルス）感染症*の治療薬：ネビラピン、デラビルジン、エファビレンツ（Sustiva）　など（これらの医薬品の効果が弱まるおそれがあります）

P糖蛋白により排出されやすい薬：エトポシド、パクリタキセル、ビンブラスチン、ビンクリスチン、ビンデシン、ケトコナゾール、イトラコナゾール、アンプレナビル、インディナビル、ネルフィナビル、サキナビル、シメチジン、ラニチジン、ジルチアゼム、ベラパミル、コルチコステロイド、エリスロマイシン、シサプリド、フェキソフェナジン、シクロスポリン、ロペラミド、キニジン　など（これらの医薬品の作用を弱めるおそれがあります）

鎮静薬（バルビツール酸系）（鎮静薬の作用が増強されて、副作

用が強く現れるおそれがあります)

そのほか：メペリジン(心臓障害、振せん*、不安など、深刻な副作用を起こすおそれがあります)

ネファドゾン(Nefazodone、抗うつ薬)(心臓障害、振せん*、不穏状態など、深刻な副作用を起こすおそれがあります)

ノルトリプチリン(ノルトリプチリンの効果を弱めるおそれがあります)

アミノレブリン酸(肌の露出した部分に日焼け、水疱、発疹を生じる可能性が高まることが考えられます)

アルプラゾラム、アミトリプチリン、イマニチブ、イリノテカン、シクロスポリン、ジゴキシン　など(これらの医薬品の効果を弱めるおそれがあります)

フェンフルラミン(心臓障害、振せん*、不安など、深刻な副作用を起こすおそれがあります)

● **一緒に飲む時は注意が必要な医薬品**

うつを改善する薬(MAO阻害薬)：フェネルジン、トラニルシプロミン　など(心臓障害、振せん*、不安など、深刻な副作用を起こすおそれがあります)

光への過敏性を高める薬：アミトリプチリン、シプロフロキサシン、ノルフロキサシン、ロメフロキサシン、オフロキサシン、レボフロキサシン、スパルフロキサシン、ガチフロキサシン、モキシフロキサシン、トリメトプリム・スルファメトキサゾール配合剤、テトラサイクリン、メトキサレン、Trioxsalen　など(肌の露出した部分に日焼け、水疱、発疹を生じやすくなることが考えられます)

★★★　[レベルA] …効きます、またはおそらく効きます
★★☆　[レベルB] …効くと断言はできませんが、効果の可能性が科学的に示されています

HIV（エイズウイルス）感染症*の治療薬：アンプレナビル、ネルフィナビル、リトナビル、サキナビル　など（これらの医薬品の効果が弱まるおそれがあります）

片頭痛の治療薬：リザトリプタン、スマトリプタン、ゾルミトリプタン　など（錯乱、振せん*、筋肉の硬直など、深刻な副作用を起こすおそれがあります）

麻薬性鎮痛薬：ヒドロコドン、モルヒネ、オキシコンチン　など多数（鎮痛薬の作用が増強されて、副作用が強く現れるおそれがあります）

そのほか：クロピドグレル（Plavix）、デキストロメトルファン、フェキソフェナジン、パロキセチン、ペンタゾシン、フェノバルビタール、Phenprocoumon、フェニトイン、レセルピン、セルトラリン、シンバスタチン、タクロリムス、テオフィリン、トラマドール、ワルファリン

センナ
[SENNA]

●ほかの呼び名など：アレキサンドリアセンナ、チンネベリセンナ、ホソバセンナ　など

アフリカ原産のマメ科植物で生薬として知られ、古くから下剤として用いられてきました。一般にセンナと呼ばれるのはアレキサンドリアセンナとチンネベリセンナの2種類で、ハネセンナ、ゴールドブッシュと呼ばれるものは別種の植物です。

★★★ ［レベルC］…効かない可能性が高いです、または効きません
★★★ ［データ不十分］…現段階で結論づけることはできません。より多くの研究が必要です

●効き目は?

★★★ [レベルA]

・便秘

★★★ [データ不十分]

・痔、過敏性腸症候群、減量など

●安全性は?

　成人に対する短期間の使用に限れば一般に安全といえるでしょう。ただし、連続して使用したり、2週間以上の長期にわたって使用すると、腸の機能障害や下剤への依存が起こる危険があります。また瀉下作用によって体内の電解質が失われ、心臓の機能障害や筋肉の衰え、肝機能障害などの副作用が起こるおそれがあります。一般的な副作用には、腹痛や腹部の不快感、下痢などがあります。医薬品であるセンナを含んだ健康茶やダイエット食品などが違法に販売され、健康被害が発生するおそれがあるとして、厚生労働省が注意を呼びかけています。妊娠中の方、胃腸の病気、痔、脱水症状、下痢、軟便のある方は使用してはいけません。

●一緒に飲んではいけない医薬品

ジゴキシン（ジゴキシンの副作用が現れるリスクが高まると考えられます）

利尿薬：クロロチアジド、クロルタリドン、フロセミド、ヒドロクロロチアジド　など（カリウム量が下がりすぎてしまうおそれがあります）

大豆

[SOY BEAN]

●ほかの呼び名など：大豆レシチン、大豆サポニン、植物エストロゲン　など

畑の肉とも呼ばれ栄養価の高い大豆ですが、特定保健用食品*（トクホ）に利用される成分も多く、高めのコレステロールに効果があると考えられる大豆たんぱく、骨の健康に大豆イソフラボン、お腹の調子を整える大豆オリゴ糖などがあります。

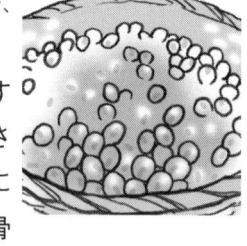

◯効き目は？

★★★ [レベルA]

・大豆油を皮膚に湿布して蚊の刺されを予防

★★★ [レベルB]

・高コレステロール血症、更年期症状（顔面潮紅＝ほてり）、骨粗鬆症のリスク低減、乳がんのリスク低減、乳幼児の下痢、糖尿病性神経障害、乳糖不耐症の乳幼児の栄養補給、腎臓病の尿中たんぱく減少、糖尿病

★★★ [レベルC]

・運動後の筋肉痛、心臓病

★★★ [データ不十分]

・甲状腺がん・子宮体がん・肺がん・前立腺がんリスク低減*、記憶の改善、乳房痛の軽減、減量、喘息、高血圧、月経前症候群、そのほかの症状

★★★ [レベルC] …効かない可能性が高いです、または効きません
★★★ [データ不十分] …現段階で結論づけることはできません。より多くの研究が必要です

●安全性は？

大豆たんぱくのような大豆からできた食品を摂取する場合は安全ですが、便秘、鼓腸（ガス）、悪心などの軽い副作用や、発疹、かゆみなどのアレルギー反応を起こす可能性もあります。

また、大豆由来のサプリメントは短期間の摂取であればほとんどの人に安全ですが、長期間にわたり多量に摂取するのは危険です。とくに多量摂取では子宮組織の異常増殖を引き起こす懸念があります。食品安全委員会では、大豆イソフラボンの1日の上限摂取量を70～75mgとし、食事以外に追加摂取する量の上限を1日30mgとしています。

妊娠中・授乳期の方、乳がんや遺伝的に乳がんにかかりやすいと思われる方、子宮内膜がん、腎臓病、膀胱がんリスクの高い方等は通常の食事以外から摂取しないようにしてください。子どもにも食事以外の大豆製品やサプリメントなどを与えないようにしましょう。

●一緒に飲んではいけない医薬品

うつを改善する薬（MAO阻害薬）（血圧が異常に高くなるなど、重い副作用のリスクがあります）

●一緒に飲む時は注意が必要な医薬品

抗生物質（抗生物質は、大豆の効果を高める腸内細菌を減少させます）

そのほか：エストロゲン、タモキシフェン、ワルファリン

★★★ ［レベルA］ …効きます、またはおそらく効きます
★★☆ ［レベルB］ …効くと断言はできませんが、効果の可能性が科学的に示されています

タイム

[THYME]

- ほかの呼び名など：コモンタイム、フレンチタイム、ガーデンタイム、タチジャコウソウ、イブキジャコウソウ　など

肉料理やスープの香り付けとしてフランス料理に欠かせないタイムは、タチジャコウソウやイブキジャコウソウというシソ科の植物です。ヨーロッパでは香料や料理以外に咳や上気道の感染症に対する薬用ハーブとして承認されています。

効き目は？

★★★ [データ不十分]

・腹痛、耳感染症、扁桃炎、夜尿症、のどの痛み、口臭、肺や口の炎症など

安全性は？

香辛料やハーブティーなど通常の食品に含まれる程度の量であれば安全です。ただし、成分抽出された精油を直接飲んだり、葉や花を大量に摂取することは避けてください。悪心や嘔吐などの副作用を引き起こす危険があります。ハーブのオレガノやシソ科の植物にアレルギーのある方は使用しないでください。妊娠中・授乳期にある方、2週間以内に手術を受ける予定のある方は、香辛料としての量を超えないように注意してください。

一緒に飲んではいけない医薬品

血液を固まりにくくする薬（血液凝固抑制薬/抗血小板薬/抗血栓薬）：アスピリン、クロピドグレル、ジクロフェナク、イブプロフェン、ナプロキセン、ダルテパリン、エノキサパリン、

★☆☆ [レベルC] …効かない可能性が高いです、または効きません
★★★ [データ不十分] …現段階で結論づけることはできません。より多くの研究が必要です

ヘパリン、ワルファリンなど（あざ*や出血が生じる可能性が高くなると考えられます）

●併用を避けるべき食品・サプリメント

アンゼリカ、アニス、アルニカ、ジャイアントフェンネル、ミツガシワ、ボルド、唐辛子、セロリ、カモミール、クローブ、フェヌグリーク、フィーバーフュー、ガーリック、ショウガ、イチョウ、朝鮮人参、セイヨウトチノキ、ホースラディッシュ、カンゾウ、メドウスィート、タマネギ、プリックリーアッシュ、パパイン、パッションフラワー、ポプラ、カッシア、レッドクローバー、ターメリック、ワイルドキャロット、ワイルドレタス、ウィローバーク　など

タマネギ

[ONION]

●ほかの呼び名など：オニオン、赤タマネギ、若玉葱、グリーンオニオン　など

タマネギを切ると目が痛くなるのは、硫化アリルというイオウ化合物の作用によります。硫化アリルは体内でビタミンB_1と結合し、疲労回復物質になるという説もあります。ポリフェノール*も含まれています。

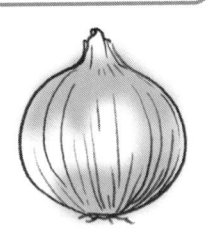

●効き目は？

★★★ [データ不十分]

・喘息、糖尿病、胃のむかつき、発熱、かぜ、咳、気管支炎、

★★★ [レベルA] …効きます、またはおそらく効きます
★★☆ [レベルB] …効くと断言はできませんが、効果の可能性が科学的に示されています

高血圧、感染防止、口内および咽頭の腫れ、創傷、食欲不振、アテローム性動脈硬化予防、そのほかの症状

●安全性は？

通常の食品としての摂取では安全です。ただし、タマネギに含まれる「ジフェニルアミン」の上限量は1日あたり35mgであり、健康食品やサプリメントで摂取する場合には注意が必要です。

また、タマネギには血糖値を下げる作用があると考えられていますので、糖尿病の方は血糖値の測定を正しく行ってください。

妊娠中・授乳期の方は食品以外からの摂取を避け、食品としても大量にとらないよう注意してください。

●一緒に飲む時は注意が必要な医薬品

血液を固まりにくくする薬（血液凝固抑制薬／抗血小板薬／抗血栓薬）：アスピリン、イブプロフェン、ダルテパリン、ヘパリン、ワルファリン　など（あざ*や出血が生じる可能性が高くなると考えられます）

血糖値を下げる薬（糖尿病治療薬）：グリメピリド、グリブリド、インスリン、ピオグリタゾン、ロシグリタゾン、クロルプロパミド、トルブタミド　など（血糖値が下がりすぎるおそれがあります）

チアミン　参照▶ ビタミンB₁（147ページ）

★★★　[レベルC］…効かない可能性が高いです、または効きません
★★★　[データ不十分］…現段階で結論づけることはできません。より多くの研究が必要です

チキンコラーゲン

[CHICKEN COLLAGEN]

●ほかの呼び名など：鶏コラーゲン、コラーゲンタイプⅡ　など

ニワトリ由来で、コラーゲンの中でもタイプⅡと呼ばれる種類のものです。体内に存在しているコラーゲンタイプⅡは、弾力性を保って衝撃から関節を守る軟骨や、眼球の硝子体を構成する成分でもあります。

なお、コラーゲン（76ページ）も参照してください。

効き目は？

★★★［データ不十分］

・関節炎の痛み、手術後の関節痛、外傷後の痛み、背中の痛み、首の痛み、そのほかの症状

安全性は？

十分な情報がないため、チキンコラーゲンの安全性および副作用については不明ですが、牛コラーゲンやゼラチンなど、ほかのコラーゲン含有製品ではアレルギー反応が現れた例があります。

チキンコラーゲンには、コンドロイチン（78ページ）とグルコサミン（64ページ）が含まれているので、大量に摂取するとコンドロイチンやグルコサミンのサプリメントを摂取した時と同様の副作用が懸念されます。この副作用には、悪心、胸やけ、下痢、便秘、眠気、皮膚反応、頭痛などがあります。

妊娠中・授乳期の方、鶏肉や卵にアレルギーのある方は使用しないでください。

★★★［レベルA］…効きます、またはおそらく効きます
★★☆［レベルB］…効くと断言はできませんが、効果の可能性が科学的に示されています

●一緒に飲む時は注意が必要な医薬品

医薬品との相互作用は明らかではありません。医薬品を服用している方は、ご使用前に医師または薬剤師にご相談ください。

中鎖脂肪酸
[MEDIUM CHAIN TRIGLYCERIDES]

●ほかの呼び名など：カプリル酸、MCT　など

一般の食用油（長鎖脂肪酸）に比べて分子量が少ないため、吸収が早くエネルギー効率がよいとされています。牛乳やヤシ油にも含まれ、「体脂肪がつきにくい」という表示で特定保健用食品*（トクホ）の許可を受けています。

●効き目は？

★★☆ [レベルB]

・子どものてんかん発作、重病患者の筋肉の衰えの予防

★☆☆ [レベルC]

・HIV（エイズウイルス）感染症*による体重減少

★★★ [データ不十分]

・トレーニング時の栄養補給、体脂肪の低下および筋肉の増量、カルシウムおよびマグネシウムの吸収改善、乳び胸症*（胸水の一種）、そのほかの症状

●安全性は？

ほとんどの人に安全です。人によっては、下痢、悪心、神経過敏、嘔吐、胃の不快感、腸内ガス、必須脂肪酸欠乏などを引き起こす可能性がありますが、食後に摂取することによってこ

★☆☆ [レベルC] …効かない可能性が高いです、または効きません
★★★ [データ不十分] …現段階で結論づけることはできません。より多くの研究が必要です

れらの症状は軽減すると考えられます。

肝臓病、糖尿病の方は使用しないでください。

●一緒に飲む時は注意が必要な医薬品

医薬品との相互作用は明らかではありません。医薬品を服用している方は、ご使用前に医師または薬剤師にご相談ください。

朝鮮アザミ　参照▶ アーティチョーク（2ページ）

朝鮮人参
[GINSENG, PANAX]

●ほかの呼び名など：高麗人参、オタネニンジン、ニンジン、ジンセン　など

中国や朝鮮半島では古くから滋養強壮に用いられてきた生薬です。皮をむかず蒸して乾燥したものを「紅参」、皮をむいて乾燥したものを「白参」と呼びます。医薬品と健康食品の両方に使用されています。アメリカ人参、シベリア人参（31ページ）、田七人参とは別のものです。

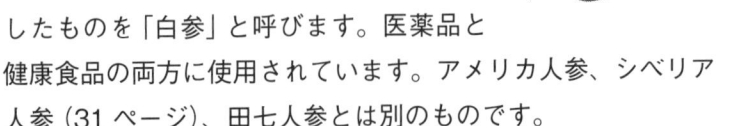

●効き目は？

★★☆ [レベルB]

・思考力や記憶力、糖尿病、かぜ予防、インフルエンザ予防、がんのリスク低減、勃起不全

★★★ [レベルA] …効きます、またはおそらく効きます
★★☆ [レベルB] …効くと断言はできませんが、効果の可能性が科学的に示されています

★★★ [レベルC]
・運動能力の向上、気分の高揚、閉経に伴うのぼせ

★★★ [データ不十分]
・うつ、貧血、むくみ、胃炎、消化不良、慢性疲労性症候群*、乳がんの治療、卵巣がん・肺がん・肝臓がん・皮膚がんのリスク低減、発熱、気管支炎、かぜ、インフルエンザ、そのほかの症状

● **安全性は？**

3カ月未満の経口摂取でなら、ほとんどの成人が安全に利用できます。もっとも多い副作用は睡眠障害ですが、ほかに、月経異常、乳房の痛み、心拍数の増加、血圧の上昇あるいは低下、頭痛、食欲不振、下痢、かゆみ、発疹、めまい、気分の変化などがまれにみられます。

インポテンス治療用のクリーム剤（ほかの成分も含む）は、陰茎に塗布してから1時間後に取り去れば安全のようですが、軽い痛み、刺激感、灼熱感、射精の遅延を引き起こすおそれがあります。このようなクリーム剤を長期にわたり繰り返し使用した場合の安全性については、十分な情報が得られていません。

幼児や小児、妊娠中の摂取は安全ではなく、含有成分のひとつが出生異常と関連しているおそれがあります。

妊娠中・授乳期の方、出血性の病気、心臓病、低血圧、血圧が不安定、糖尿病、乳がん・子宮がん・卵巣がんなどホルモン感受性のがん、子宮内膜症や子宮筋腫などホルモン感受性の病気、不眠症など睡眠障害、統合失調症、臓器移植を受けた方は使用しないでください。

★★★ [レベルC] …効かない可能性が高いです、または効きません
★★★ [データ不十分] …現段階で結論づけることはできません。より多くの研究が必要です

●一緒に飲む時は注意が必要な医薬品

血液を固まりにくくする薬（血液凝固抑制薬／抗血小板薬／抗血栓薬）：ワルファリン、アスピリン、イブプロフェン、ダルテパリン、ヘパリン　など（あざ*や出血が生じる可能性が高くなると考えられます）

血糖値を下げる薬（糖尿病治療薬）：グリメピリド、グリブリド、インスリン、ピオグリタゾン、ロシグリタゾン、クロルプロパミド、トルブタミド　など（血糖値が下がりすぎるおそれがあります）

肝臓で代謝されやすい薬：アミトリプチリン、クロザピン、コデイン、デシプラミン、ドネペジル、フェンタニル、フレカイニド、フルオキセチン、メペリジン、メサドン、メトプロロール、オランザピン、オンダンセトロン、トラマドール、トラゾドン　など（これらの医薬品の副作用が強く現れるおそれがあります）

免疫機能を抑える薬：アザチオプリン、バシリキシマブ、シクロスポリン、ダクリズマブ、ムロモナブ-CD3、ミコフェノール酸、タクロリムス、シロリムス、プレドニゾン、コルチコステロイド　など（朝鮮人参は免疫機能を高める作用がありますので、これらの医薬品の効果を弱めるおそれがあります）

うつを改善する薬（MAO阻害薬）：フェネルジン、トラニルシプロミン　など（過度の興奮作用が現れて、不安、頭痛、情緒不安、不眠などの副作用が起こるおそれがあります）

神経を興奮させる薬：ジエチルプロピオン、エピネフリン、フェンテルミン、エフェドリン　など多数（心拍数や血圧が上が

るなどの副作用を引き起こすおそれがあります)

そのほか：カフェイン（心拍数の増加や血圧の上昇などの問題を引き起こすおそれがあります）

テアニン 参照 ウーロン茶 (23 ページ)、緑茶 (203 ページ)

鉄
[IRON]

●ほかの呼び名など：ヘム鉄、フェリチン、硫酸鉄、フマル酸第一鉄、グルコン酸第一鉄 など（元素記号はFe）

体内の鉄は、主として血液中のヘモグロビンと筋肉のミオグロビンに存在します。酸素と二酸化炭素の運搬に必要です。不足すると鉄欠乏性貧血になります。レバーや貝類、ホウレンソウなどに多く含まれています。

●効き目は？

★★★ [レベル A]

・鉄欠乏症、慢性疾患に起因する貧血

★★☆ [レベル B]

・鉄欠乏児童の思考力と記憶や学習の改善、降圧薬であるACE阻害薬の副作用である咳、心不全（静脈投与）

★★★ [データ不十分]

・注意欠陥多動性障害*、運動能力の改善、口内びらん、クローン病*、うつ、疲労感、女性不妊症、月経過多、そのほかの症状

★★★ [レベル C] …効かない可能性が高いです、または効きません
★★★ [データ不十分] …現段階で結論づけることはできません。より多くの研究が必要です

●安全性は？

適切に用いるならほとんどすべての人にとって安全ですが、胃の不調、胃痛、便秘、下痢、悪心、嘔吐といった副作用が起こる場合があります。また、液体状の鉄サプリメントは歯を黒くすることがあります。

鉄の1日推奨量*は、7歳までの男児4.0〜6.5mg、女児4.5〜6.5mg、10代の男子9.5〜11.0mg、女子月経なし7.0〜10.0mg、月経あり10.5〜14.0mg、18歳以上の男性7.0〜7.5mg、女性月経なし6.0〜6.5mg、月経あり10.5〜11.0mgです。妊娠中の推奨量*は初期＝推奨量＋2.5mg、中期・末期＝推奨量＋15.0mg、授乳期＝推奨量＋2.5mgです。

ただし、鉄は体内に蓄積しやすく、過剰摂取による中毒症状を引き起こします。胃腸病、肝障害、危険なほどの低血圧といった重篤な症状が多く、死に至ることもあります。子どもではとくにリスクが増しますが、年齢にかかわらず、鉄の過剰摂取が疑われる場合は、すぐに医師による診断を受けてください。1日の耐容上限量*は小学生男女30〜35mg、10歳代35mg、12歳以上の男性45〜55mg、同じく女性35mg、40〜45mgです。

胃潰瘍、腸の潰瘍、潰瘍性大腸炎*、クローン病*、腸に炎症がある場合、サラセミア*（地中海貧血）などの疾患にかかっている場合は、鉄のサプリメントを使用しないでください。

●一緒に飲む時は注意が必要な医薬品

抗生物質（テトラサイクリン系）：デメクロサイクリン、ミノサイクリン、テトラサイクリン　など（これらの医薬品の効果が弱まるおそれがあります）

★★★　[レベルA]　…効きます、またはおそらく効きます
★★☆　[レベルB]　…効くと断言はできませんが、効果の可能性が科学的に示されています

抗生物質（キノロン系）：シプロフロキサシン、エノキサシン、ノルフロキサシン、スパルフロキサシン、トロバフロキサシン、グレパフロキサシン　など（これらの医薬品の効果が弱まるおそれがあります）

骨吸収抑制薬：アレンドロネート、エチドロネート、リセドロネート、チルドロネート　など（鉄はこれらの医薬品の吸収量を低下させます）

甲状腺ホルモンを含む薬：レボチロキシン　など（これらの医薬品の効果が弱まるおそれがあります）

そのほか：クロラムフェニコール（鉄の赤血球生成効果を弱めるおそれがあります）

レボドパ、メチルドーパ、ミコフェノール酸モフェチル、ペニシラミン（これらの医薬品の効果が弱まるおそれがあります）

デビルズクロー
[DEVIL'S CLAW]

●ほかの呼び名など：デビルズクロウ、ライオンゴロシ　など

アフリカに生育するゴマ科の植物で、種子には2本のカギ爪のような長く湾曲したトゲがあることから"悪魔のカギ爪"の名前がつきました。この爪は動物に付着して広い範囲に種子を散布するためのものと考えられています。

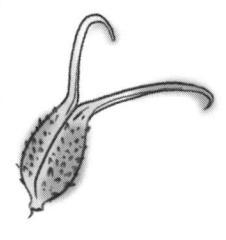

★★★　[レベルC]　…効かない可能性が高いです、または効きません
★★★　[データ不十分]　…現段階で結論づけることはできません。より多くの研究が必要です

●効き目は？

★★☆ [レベルB]

・変形性関節症による痛みの軽減、腰痛

★★★ [データ不十分]

・むかつき、食欲不振、痛風、関節リウマチ、筋肉痛、片頭痛、皮膚病、外傷など

●安全性は？

適切な用量を守り摂取するなら大半の成人に安全と思われます。副作用には、下痢、悪心、嘔吐、腹痛、頭痛、耳鳴り、食欲不振、味覚喪失、アレルギー性皮膚炎、月経不順、血圧の変動などがあります。妊娠中・授乳期の方や子どもは使用を避けてください。高血圧、低血圧、糖尿病、胃潰瘍、胆石、心臓病、不整脈の方は使用しないでください。

●一緒に飲んではいけない医薬品

ワルファリン（あざ*や出血が生じる可能性を高くするおそれがあります）

高血圧治療薬（降圧薬）：カプトプリル、エナラプリル、ロサルタン、バルサルタン、ジルチアゼム、アムロジピン、ヒドロクロロチアジド、フロセミド　など（血圧が下がりすぎるおそれがあります）

糖尿病治療薬（血糖降下薬）：グリメピリド、グリブリド、インスリン、ピオグリタゾン、ロシグリタゾン、クロルプロパミド、グリピザイド、トルブタミド　など（血糖値が下がりすぎるおそれがあります）

肝臓で分解されやすい医薬品（CYP2C9）：ジクロフェナク、

★★★ [レベルA] …効きます、またはおそらく効きます
★★☆ [レベルB] …効くと断言はできませんが、効果の可能性が科学的に示されています

イブプロフェン、メロキシカム、ピロキシカム、セレコキシブ、アミトリプチリン、ワルファリン、グリピザイド、ロサルタン　など（これらの医薬品の作用が増強され、副作用が強く現れるおそれがあります）

肝臓で分解されやすい医薬品（CYP2C19）：オメプラゾール、ランソプラゾール、ラベプラゾール、パントプラゾール、ジアゼパム、カリソプロドール　など（これらの医薬品の副作用が強く現れるおそれがあります）

肝臓で分解されやすい医薬品（CYP3A4）：ロバスタチン、ケトコナゾール、イトラコナゾール、フェキソフェナジン、トリアゾラム　など（これらの医薬品の副作用が強く現れるおそれがあります）

● 一緒に飲む時は注意が必要な医薬品

制酸薬：炭酸カルシウム、ジヒドロキシアルミニウム炭酸ナトリウム、マガルドラート、硫酸マグネシウム、水酸化アルミニウム　など（これら制酸薬の効果を弱めるおそれがあります）

胃酸分泌抑制薬（H_2受容体遮断薬）：シメチジン、ラニチジン、ニザチジン、ファモチジン　など（これらの医薬品の効果を低下させるおそれがあります）

胃酸分泌抑制薬（プロトンポンプ阻害薬）：オメプラゾール、ランソプラゾール、ラベプラゾール、パントプラゾール、エソメプラゾール　など（これらの医薬品の効果を低下させるおそれがあります）

★★★　[レベルC]　…効かない可能性が高いです、または効きません
★★★　[データ不十分]　…現段階で結論づけることはできません。より多くの研究が必要です

銅

[COPPER]

●ほかの呼び名など：酸化銅　（元素記号はCu）

原子番号29、元素記号Cuの元素です。ヒトの体内にごくわずかに存在しています。栄養素としての銅は微量必須元素と呼ばれ、生体内反応や赤血球のヘモグロビンを合成するのに不可欠な栄養素です。

効き目は？

★★★ [レベルA]

・銅欠乏症

★☆☆ [レベルC]

・全身性エリテマトーデス*

★★★ [データ不十分]

・創傷、関節炎など

安全性は？

銅のヒト体内量は80〜100mgとごく微量です。通常の食生活において欠乏することはほとんどありません。食事からの摂取推奨量*は1日あたり、男性0.8mg、女性0.7mgです。耐容上限量*は10mgで、大量に摂取した場合の副作用としては、悪心、嘔吐、出血を伴う下痢、発熱、腹痛、低血圧、貧血、心臓の機能障害などがあります。ウイルソン病*の方は銅のサプリメントを使用しないでください。また、血液透析を受けている方は銅欠乏症となる可能性がありますので、銅のサプリメントを使用する前に医師または薬剤師に相談してください。

★★★ [レベルA] …効きます、またはおそらく効きます
★★☆ [レベルB] …効くと断言はできませんが、効果の可能性が科学的に示されています

● 一緒に飲んではいけない医薬品

ペニシラミン（この医薬品の効果を弱めるおそれがあります）

● 併用に注意が必要な食品・サプリメント

鉄、ビタミンC、亜鉛

唐辛子
[CAPSICUM]

● ほかの呼び名など：赤唐辛子、チリペッパー、鷹の爪、蕃椒（バンショウ）　など

メキシコ、南米が原産のナス科植物でピーマンやパプリカも唐辛子の仲間です。辛味成分のカプサイシンが健康によいと言われています。

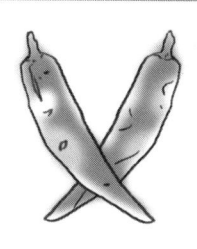

● 効き目は？

★★★ [レベル A]

・皮膚への塗布で関節痛、帯状疱疹、糖尿病性神経症に適用

★★★ [レベル B]

・皮膚への塗布で線維筋痛症*、結節性痒疹に適用

★★★ [レベル C]

・HIV（エイズウイルス）感染症*による痛み（塗布）、通年性鼻炎（鼻塗布）

★★★ [データ不十分]

・疝痛、けいれん、歯痛、血栓、発熱、悪心、高コレステロール血症、心臓病、胃潰瘍、胸やけ、過敏性腸症候群、花粉症、

★★★ [レベル C] …効かない可能性が高いです、または効きません
★★★ [データ不十分] …現段階で結論づけることはできません。より多くの研究が必要です

鼻ポリープ、筋けいれん、喉頭炎、嚥下障害、そのほかの症状

● 安全性は？

　皮膚に塗布する場合、ローションやクリームはほとんどすべての成人にとって安全ですが、皮膚のかぶれ、ヒリヒリする痛み、かゆみといった副作用が起こることがあります。目、鼻、のどに対しては強い刺激を与えますので、肌の敏感な部分や目のまわりには使用しないでください。

　経口摂取では、短期間の使用ならほとんどの成人に安全ですが、胃痛、胃の不調、発汗、顔面紅潮、鼻水といった副作用が起こることがあります。過剰摂取や長期使用では、肝障害、腎障害といった重篤な副作用が起こる可能性がありますので、使用の際は十分注意してください。

　クリームやローションは、子ども、コショウにアレルギーのある方、傷んだ肌への使用は避けてください。コショウアレルギーの方は経口での摂取も不可です。

　妊娠中・授乳期の方もサプリメントの使用は避けましょう。

● 一緒に飲む時は注意が必要な医薬品

血液を固まりにくくする薬（血液凝固抑制薬/抗血小板薬/抗血栓薬）：アスピリン、イブプロフェン、ダルテパリン、ヘパリン、ワルファリン　など（あざ*や出血が生じる可能性が高まると考えられます）

血圧を下げる薬（降圧薬）：カプトプリル、エナラプリル、リシノプリル、ラミプリル　など（これらのACE阻害薬の副作用である咳を悪化させるという症例報告があります）

そのほか：テオフィリン（副作用が強く現れるおそれがありま

★★★［レベルA］…効きます、またはおそらく効きます
★★☆［レベルB］…効くと断言はできませんが、効果の可能性が科学的に示されています

す）

コカイン（コカインの副作用が増強されて、心臓発作や死を招くおそれがあります）

冬虫夏草 （とうちゅうかそう）

[CORDYCEPS]

●ほかの呼び名など：虫キノコ、コルディセプス・シネンシス、トウチュウカソウ、ホクチュウソウ　など

キノコの仲間である菌類ですが、蛾の幼虫などの昆虫に寄生して越冬し、体内に菌が充満すると宿主の体表に棒状のキノコを現します。冬の間は虫で夏になるとキノコになることから冬虫夏草の名がつきました。

効き目は？

★★★ [データが不十分]

・長寿、疲労軽減、咳、気管支炎、腎臓病、勃起不全、貧血、不整脈、高コレステロール血症、肝臓病、めまい、脱力感、耳鳴り、がん化学療法の副作用など

安全性は？

　一般の成人では、適切な量を守って摂取すれば安全と考えられます。妊娠中・授乳期の方に対する影響は不明ですので、妊娠中・授乳期の方は使用を避けてください。多発性硬化症*、全身性エリテマトーデス*、関節リウマチの方は使用しないでください。

★★★ [レベルC] …効かない可能性が高いです、または効きません
★★★ [データ不十分] …現段階で結論づけることはできません。より多くの研究が必要です

●一緒に飲む時は注意が必要な医薬品

シクロホスファミド（シクロホスファミドの効果が弱まるおそれがあります）

プレドニゾロン（プレドニゾロンの免疫機能抑制作用が弱まるおそれがあります）

免疫抑制薬：アザチオプリン、バシリキシマブ、シクロスポリン、ダクリズマブ、ムロモナブ-CD3、ミコフェノレート、タクロリムス、シロリムス、プレドニゾン、コルチコステロイド
　など（これらの免疫機能を抑制する医薬品の効果を弱めるおそれがあります）

ドコサヘキサエン酸

[Docoxahexaenoic Acid]

●ほかの呼び名など：DHA

ドコサヘキサエン酸は必須脂肪酸の一種、n-3系不飽和脂肪酸で、眼や神経組織の発育に関係しています。血液の粘度を下げます。マグロやサンマ、サバなどの青魚に多く含まれています。

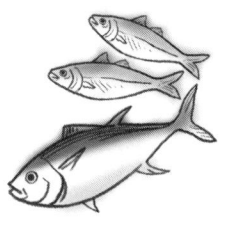

エイコサペンタエン酸（EPA。27ページ）、魚油（55ページ）も参照してください。

●効き目は？

★★☆ [レベルB]

・加齢黄斑変性症*の予防、乾癬*（エイコサペンタエン酸と一

★★★ [レベルA] …効きます、またはおそらく効きます
★★☆ [レベルB] …効くと断言はできませんが、効果の可能性が科学的に示されています

緒に静脈注射した場合です)、冠動脈性心疾患(心筋梗塞や狭心症)の患者の死亡率を低下(この場合、食事から摂取してください)

★★★ [レベルC]

・2型糖尿病、注意欠陥多動性障害*、うつ病

★★★ [データが不十分]

・うつ病の予防、アルツハイマー病*、視力改善、ストレスによる攻撃性、早産児の視覚注意力改善、脳の発達向上、乳児の(失行)成長促進・発育改善、失読症児の夜間視力改善、小児の運動障害改善、高コレステロール血症、高トリグリセリド血症(高中性脂肪血症)

● 安全性は?

適切に使用すればほとんどの人に安全です。しかし、悪心、腹部膨満、打ち身の治りや止血の遅延、魚臭、げっぷ、鼻血、軟便などの副作用には注意が必要です。

魚油を1日3g以上とると血液が固まりにくくなり、出血しやすくなります。

アスピリンに過敏な人は呼吸に影響を及ぼすことがあるのでドコサヘキサエン酸のサプリメントでの摂取は避けてください。

ドコサヘキサエン酸などn-3系不飽和脂肪酸の1日の食事摂取基準は、成人男性で目標量2.6〜2.9g以上、成人女性では2.2〜2.5g以上。妊婦2.1g、授乳婦2.4g。また、70歳以上では男性2.2g、女性2.0g以上となっています。

● 一緒に飲む時は注意が必要な医薬品

血液を固まりにくくする薬(血液凝固抑制薬/抗血小板薬/抗

★★★ [レベルC] …効かない可能性が高いです、または効きません
★★★ [データ不十分] …現段階で結論づけることはできません。より多くの研究が必要です

血栓薬)：アスピリン、イブプロフェン、クロピドグレル、ジクロフェナク、ナプロキセン、ダルテパリン、ヘパリン、ワルファリン　など（あざ*や出血を起こす可能性が高まります）

血圧を下げる薬（降圧薬）：カプトプリル、エナラプリル、ロサルタン、バルサルタン、ジルチアゼム、アムロジピン、ヒドロクロロチアジド、フロセミド　など（血圧が下がりすぎるおそれがあります）

トコフェロール　参照　ビタミンE（157ページ）

ナイアシン
[NIACIN]

●ほかの呼び名など：かつてビタミンB₃と呼ばれたナイアシンは、ニコチン酸とニコチンアミド（ニコチン酸アミド）の総称で、ビタミンB群のひとつ

体内でエネルギーを作り出すのに不可欠なビタミンで、魚や肉、野菜、穀物などさまざまな食品に含まれています。15歳以上の1日摂取推奨量*は男性13～15mgNE（ナイアシン当量＝ナイアシン＋1/60トリプトファン）、女性10～12mgNEです。

●効き目は？

★★★ [レベルA]
・ナイアシン欠乏症、ペラグラ、高コレステロール血症

★★☆ [レベルB]
・アテローム性動脈硬化による心臓病、心疾患や循環障害による心臓発作再発のリスク低減、糖尿病、アルツハイマー病*の

★★★ [レベルA] …効きます、またはおそらく効きます
★★☆ [レベルB] …効くと断言はできませんが、効果の可能性が科学的に示されています

リスク低減、白内障の予防、骨粗鬆症、変形性関節症

★★★ [データ不十分]

・片頭痛、めまい、うつ、動揺病、アルコール依存、オルガスムの改善、にきび、注意欠陥多動性障害*、そのほかの症状

●安全性は？

サプリメントとして摂取する場合はほぼ安全ですが、よくみられる軽度の副作用として顔などの皮膚が赤くなる潮紅反応があります。この潮紅反応はアルコールによって悪化することがありますので、ナイアシンの使用中は多量の飲酒を避けてください。

そのほかの副作用として、顔や腕、胸の痛みやかゆみ、または発赤、頭痛、胃の不調、腸内ガス、めまい、口の痛みなどが起こることもあります。ナイアシンやニコチンアミドを1日3g以上服用すると、肝障害、痛風、消化管の潰瘍、失明、高血糖値、不整脈といった重い副作用を起こすことがあります。

妊娠中・授乳期ではナイアシンを通常より多く摂取する必要があり、妊婦の推奨量*は15～29歳11mgNE/日、30～49歳12mgNE/日、授乳婦の推奨量は14mgNE/日、15mgNE/日となっています。

ナイアシンは血糖値を上昇させることがあるので、糖尿病の方は血糖値の変化に注意してください。

また、アレルギーのある方、胆嚢に疾患のある方、痛風、狭心症、低血圧、腎臓病、肝臓病、胃腸に潰瘍がある方は使用しないでください。

★★☆ [レベルC] …効かない可能性が高いです、または効きません
★★★ [データ不十分] …現段階で結論づけることはできません。より多くの研究が必要です

●**一緒に飲む時は注意が必要な医薬品**

コレステロールを下げる薬（スタチン系）：セリバスタチン、アトルバスタチン、ロバスタチン、プラバスタチン、シンバスタチン　など（筋肉に障害が生じるリスクが高まると考えられます）

血糖値を下げる薬（糖尿病治療薬）：グリメピリド、グリブリド、インスリン、ピオグリタゾン、ロシグリタゾン、クロルプロパミド、トルブタミド　など（血糖値を上げて医薬品の効果を弱めるおそれがあります）

血清コレステロール値を下げる薬：コレスチラミン、コレスチポール（血清コレステロール値を下げる医薬品は、ナイアシンの効果を弱めるおそれがあります）

そのほか：ニコチンパッチ（経皮的ニコチン製剤）（顔面紅潮やめまいを起こす可能性が増大します）

プロベネシド、スルフィンピラゾン、アロプリノール（痛風を悪化させこれらの医薬品の効果を減弱させるおそれがあります）

クロニジン（併用すると血圧が下がりすぎるおそれがあります）

ナットウキナーゼ
[NATTOKINASE]

●ほかの呼び名など：発酵大豆、納豆エキス　など

納豆ができあがる過程でナットウキナーゼと呼ばれる酵素が生

★★★　[レベルA]　…効きます、またはおそらく効きます
★★★　[レベルB]　…効くと断言はできませんが、効果の可能性が科学的に示されています

成され、血液凝固を抑制するといわれています。ビタミンK（159ページ）も参照してください。

●効き目は？

★★★ [データ不十分]

・心血管疾患、脳卒中、狭心症、深部静脈血栓症、アテローム性動脈硬化症、痔、静脈うっ滞、静脈瘤、末梢血管疾患、跛行、疼痛、線維筋痛*、慢性疲労性症候群*、子宮内膜症、子宮筋腫、筋けいれん、高血圧、不妊症、がん、脚気、そのほかの症状

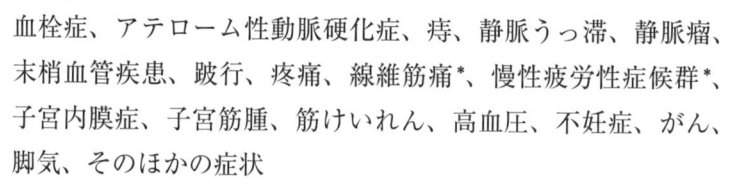

●安全性は？

サプリメントとしての摂取については、安全性に関する十分な情報が得られていません。ナットウキナーゼは血液の凝固を抑制しますので、さまざまな医薬品との相互作用が懸念されます。医薬品を服用中はサプリメントだけでなく、食品としての納豆にも注意が必要です。

妊娠中・授乳期の方はサプリメントの使用を避けてください。

●一緒に飲む時は注意が必要な医薬品

血液を固まりにくくする薬（血液凝固抑制薬/抗血小板薬/抗血栓薬）：アスピリン、イブプロフェン、ダルテパリン、ヘパリン、ワルファリン　など（あざ*や出血が生じる可能性が高くなると考えられます）

★★★ [レベルC] …効かない可能性が高いです、または効きません
★★★ [データ不十分] …現段階で結論づけることはできません。より多くの研究が必要です

ニガウリ

[BITTER MELON]

●ほかの呼び名など：ゴーヤ、ツルレイシ、クゥクア、苦瓜　など

熱帯アジア原産で健康野菜と言われています。中国やインドでは薬用として用いられてきました。独特の苦味はモモルディシンという成分によるもので、ビタミンCやβ-カロテンも豊富です。

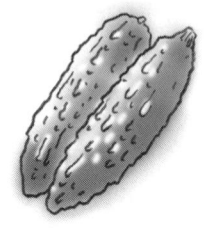

効き目は？

★★★ [データ不十分]

・糖尿病、乾癬*、HIV（エイズウイルス）感染症*、胃や腸の潰瘍、便秘、腎結石、肝疾患、皮膚の傷やおでき、そのほかの症状

安全性は？

サプリメントの安全性については十分な情報がなく、3カ月を超える長期間使用については不明です。血糖値を下げる可能性がありますので、糖尿病の方は定期的に血糖値の測定を行いましょう。

妊娠中・授乳期の方は使用しないでください。

一緒に飲む時は注意が必要な医薬品

血糖値を下げる薬（糖尿病治療薬）：グリメピリド、グリブリド、インスリン、ピオグリタゾン、ロシグリタゾン、クロルプロパミド、トルブタミド　など（血糖値が下がりすぎるおそれがあります）

★★★ [レベルA] …効きます、またはおそらく効きます
★★☆ [レベルB] …効くと断言はできませんが、効果の可能性が科学的に示されています

乳酸菌

[LACTOBACILLUS]

●ほかの呼び名など：ビフィズス菌、プロバイオティクス、ラクトバチルスなど

いわゆる善玉菌として、悪玉菌の増殖を防ぎ、栄養素の吸収をよくするなど、人の腸内を健康に保つ働きがあると考えられています。ビフィズス菌（161ページ）も参照してください。

●効き目は？

★★★ [レベルA]

・ロタウイルスによる子どもの下痢

★★☆ [レベルB]

・抗生物質による子どもの下痢、入院患者の下痢の予防、潰瘍性大腸炎*（ビフィズス菌、サーモフィルス連鎖球菌の配合）、過敏性腸症候群、乳幼児のアトピー性皮膚炎、牛乳アレルギーの幼児、子どもの肺炎のリスク低減、旅行者下痢症の予防

★☆☆ [レベルC]

・クローン病*、乳糖不耐症、腸内菌の過剰、抗生物質服薬後の腟カンジタ症

★★★ [データ不十分]

・尿路感染症、消化不良、炎症性腸疾患、酵母菌感染症、細菌性腟感染症、高コレステロール血症、ライム病*、じんましん、熱性疱疹、口内びらん、にきび、がん、免疫系への刺激、そのほかの症状

★☆☆ [レベルC]　…効かない可能性が高いです、または効きません
★★★ [データ不十分]　…現段階で結論づけることはできません。より多くの研究が必要です

● **安全性は？**

赤ちゃんや子どもなども含め、一般的に安全です。人によっては、腸内ガスなど軽い症状があるかもしれません。

HIV（エイズウイルス）感染症*や臓器移植などで免疫力が衰えている場合、乳酸菌サプリメントによって乳酸菌が増え過ぎて、別の病気を併発させることがあります。安全のために、免疫低下がみられる場合は、乳酸菌のサプリメントを避けてください。

一般に販売されているサプリメント製品の品質にはばらつきがあり、表示通りに乳酸菌が含有されていないものや、病気を発症させるような細菌が混入していた製品もあり、注意が必要です。

HIV（エイズウイルス）感染症*などの病気、臓器移植の拒絶反応を防ぐ医薬品の服用など、免疫の低下が懸念される場合にはサプリメントの使用は避けてください。また、牛乳由来成分が含まれている場合がありますので、乳製品にアレルギーのある方は注意が必要です。

● **一緒に飲む時は注意が必要な医薬品**

抗生物質（乳酸菌と抗生物質をともに摂取すると、乳酸菌の効果が弱まる場合があります）

免疫機能を抑える薬：アザチオプリン、バシリキシマブ、シクロスポリン、ダクリズマブ、ムロモナブ-CD3、ミコフェノール酸、タクロリムス、シロリムス、プレドニゾン、コルチコステロイド　など（これらの医薬品と乳酸菌との併用は、感染症のリスクを高めるおそれがあります）

★★★　[レベル A]　…効きます、またはおそらく効きます
★★☆　[レベル B]　…効くと断言はできませんが、効果の可能性が科学的に示されています

にんにく

[GARLIC]

●ほかの呼び名など：ガーリック、タイサン（大蒜）など

特有の香りは、イオウ化合物のアリシンという成分によるもの。アリシンはビタミンB_1の働きを強め、持続させる作用があります。

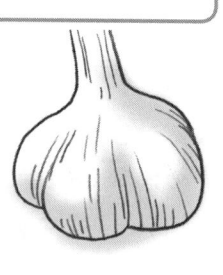

効き目は？

★★☆ [レベルB]

・高血圧、アテローム性動脈硬化症、結腸・前立腺・直腸・胃がんのリスク低減、ダニよけ、真菌による皮膚感染の予防

★☆☆ [レベルC]

・糖尿病、子どもの高コレステロール血症、ピロリ菌による胃潰瘍、乳がん、肺がん、末梢動脈閉塞性疾患（歩行時の痛み）

★★★ [データ不十分]

・良性前立腺肥大、耳痛、関節炎、アレルギー、HIV/エイズ*、かぜ、インフルエンザ、下痢、尿路障害（男性）、慢性疲労性症候群*、いぼ、うおのめ、そのほかの症状

安全性は？

ほとんどの人に安全です。ただし、皮膚に厚く塗るとやけどのような症状を起こすことがあります。口臭、胃の焼灼感、胸やけ、ガス、悪心、嘔吐、下痢などを引き起こす場合もあり、とくに生のにんにくで症状が強くなります。

★☆☆ [レベルC] …効かない可能性が高いです、または効きません
★★★ [データ不十分] …現段階で結論づけることはできません。より多くの研究が必要です

妊娠中・授乳期の女性、出血性疾患の方、HIV（エイズウイルス）感染症の治療を受けている方は使用しないでください。

●一緒に飲んではいけない医薬品

HIV（エイズウイルス）感染症*の治療薬：ネビラピン、デラビルジン、エファビレンツ　など（これらの医薬品の効果が弱まるおそれがあります）

そのほか：イソニアジド（イソニアジドの作用を減弱させる可能性があります）

サキナビル（サキナビルの効果が弱まるおそれがあります。）

●一緒に飲む時は注意が必要な医薬品

避妊薬：エチニルエストラジオール・レボノルゲストレル配合剤、エチニルエストラジオール・ノルエチステロン配合剤　など（避妊薬の効果が弱まるおそれがあります）

肝臓で代謝されやすい薬：アセトアミノフェン、クロルゾキサゾン、エタノール、テオフィリン、ロバスタチン、ケトコナゾール、イトラコナゾール、フェキソフェナジン、トリアゾラム、エンフルラン、ハロタン、イソフルラン、メトキシフルラン　など（これらの医薬品の作用や副作用が強まるおそれがあります）

血液を固まりにくくする薬（血液凝固抑制薬／抗血小板薬／抗血栓薬）：アスピリン、イブプロフェン、ダルテパリン、ヘパリン、ワルファリン　など（あざ*や出血が生じる可能性が高くなることがあります）

そのほか：シクロスポリン（効果が弱まるおそれがあります）

★★★　[レベルA] …効きます、またはおそらく効きます
★★☆　[レベルB] …効くと断言はできませんが、効果の可能性が科学的に示されています

ノコギリヤシ

[SAW PALMETTO]

●ほかの呼び名など：ソーパルメット、ノコギリパルメット、シュロシ　など

漢方では古くから泌尿器関連の疾病に利用されてきました。性ホルモンに働きかけ、良性前立腺肥大症や排尿障害などに効果があるとされています。

効き目は？

★★☆ [レベルB]

・良性前立腺肥大症

★★★ [データ不十分]

・非細菌性前立腺炎、慢性骨盤痛症候群、乳房のサイズアップ、発毛、かぜ、咳、のどの痛み、喘息、慢性気管支炎、前立腺がん、片頭痛、そのほかの症状

安全性は？

ほとんどの人に安全です。めまい、悪心、嘔吐、便秘、下痢など軽い副作用の可能性はあります。勃起不能の原因とはならないでしょう。

ほかの作用として、血液の凝固を抑制する可能性があり、外科手術の前にノコギリヤシを摂取した人に生じた過度の出血との関連性が指摘されています。

また、肝臓やすい臓の障害も懸念されますが、報告例が少ないため発生頻度については十分な情報がありません。性ホルモンに作用するため、妊娠中・授乳期の方は使用しないでください。

★★★ [レベルC] …効かない可能性が高いです、または効きません
★★★ [データ不十分] …現段階で結論づけることはできません。より多くの研究が必要です

●一緒に飲む時は注意が必要な医薬品

避妊薬：エチニルエストラジオール・レボノルゲストレル配合剤、エチニルエストラジオール・ノルエチステロン配合剤 など（避妊薬の効果が弱まるおそれがあります）

エストロゲン：エストロゲン、エチニルエストラジオール、エストラジオール など（エストロゲン薬の効果を弱めるおそれがあります）

血液を固まりにくくする薬（血液凝固抑制薬/抗血小板薬/抗血栓薬）：アスピリン、イブプロフェン、ダルテパリン、ヘパリン、ワルファリン など（ノコギリヤシは血液凝固を抑制する作用があると考えられていますので、あざ*や出血が生じる可能性が高くなると考えられます）

バナジウム
[VANADIUM]

●ほかの呼び名など：硫酸バナジウム、メタバナジン酸、オルトバナジン酸 など

人に必須のミネラルではありませんが、体内でインスリンに似た働きをするという報告があります。鋼材に添加される五酸化バナジウムには毒性があるとされています。美しい色をしていますので、スカンジナビアの美の女神バナジス（Vanadis）に名前が由来します。

● **効き目は？**

★★★ [データ不十分]

・糖尿病、心臓病、高コレステロール血症、むくみ、がんのリスク低減、そのほかの症状

● **安全性は？**

1日あたり1.8mg以下の摂取なら、一般的に安全だと考えられています。多量に摂取すると、腹部の不快、下痢、悪心、腸内ガスといった副作用を伴うことが多くあります。

また、舌が緑色に変化する、疲労、無気力、局所神経系に問題が出るといった副作用も懸念されます。過剰摂取、または長期にわたる使用では、腎臓障害といった深刻な副作用の危険を高めます。

血糖値を下げる可能性がありますので、糖尿病の方は定期的に血糖値測定をして低血糖の兆候に注意してください。

妊娠中・授乳期の方、腎臓に異常のある方は使用しないでください。

● **一緒に飲む時は注意が必要な医薬品**

血液を固まりにくくする薬（血液凝固抑制薬／抗血小板薬／抗血栓薬）：アスピリン、イブプロフェン、ダルテパリン、ヘパリン、ワルファリン　など（あざ*や出血が生じる可能性が高くなると考えられます）

血糖値を下げる薬（糖尿病治療薬）：グリメピリド、グリブリド、インスリン、ピオグリタゾン、ロシグリタゾン、クロルプロパミド、トルブタミド　など（血糖値が下がりすぎるおそれがあります）

★★★ [レベルC] …効かない可能性が高いです、または効きません
★★★ [データ不十分] …現段階で結論づけることはできません。より多くの研究が必要です

パントテン酸

[PANTOTHENIC ACID]

●ほかの呼び名など：ビタミンB_5、パントテン酸カルシウム　など

体内でエネルギーを作り出す時に必要なビタミンB群のひとつです。さまざまな食品に含まれるので、バランスのよい食事をしていれば欠乏する心配はありません。

効き目は？

★★★ [レベルA]

・パントテン酸欠乏症の予防と治療

★★☆ [レベルC]

・放射線治療による皮膚反応の治療と予防

★★★ [データ不十分]

・皮膚障害、アルコール依存症、アレルギー、注意欠陥多動性障害*、関節リウマチ、変形性関節症、脱毛、喘息、心臓障害、毛根管症候群*、肺疾患、大腸炎、結膜炎、けいれん、腎臓障害、ふけ、うつ、糖尿病に伴う障害、免疫機能の強化、頭痛、活動過多、低血圧、不眠、イライラ感、多発性硬化症*、筋ジストロフィー、筋けいれん、運動能力の改善、そのほかの症状

安全性は？

用量を守って摂取するなら一般的に安全です。1日の摂取目安量は18歳以上の場合、男性5～6mg、女性5mgです。子どもにも目安量があり、1歳未満で4～5mg、小学生では男子5～7mg、女子5～6mgです。また、妊娠中・授乳期の女性は「目安量＋1mg」です。

★★★ [レベルA] …効きます、またはおそらく効きます
★★☆ [レベルB] …効くと断言はできませんが、効果の可能性が科学的に示されています

血友病のような血液疾患患者の方は出血のリスクが高くなりますので、サプリメント等での摂取は避けてください。また、胃腸の閉塞を起こしている場合にも使用してはいけません。

● 一緒に飲む時は注意が必要な医薬品

医薬品との相互作用は明らかではありません。医薬品を服用している方は、ご使用前に医師または薬剤師にご相談ください。

ヒアルロン酸
[HYALURONIC ACID]

●ほかの呼び名など：ヒアルロン酸ナトリウム、ヒアルロナン　など

細胞と細胞をつなぎ合わせるムコ多糖という物質で、眼球の硝子体で水分を保持したり、関節では緩衝材の役割を果たします。年齢とともに減少するので、肌の乾燥やしわの原因になるという考えもあります。

● 効き目は？

★★★ [レベルA]

・口内の痛み（ゲルを塗布した場合）

★★★ [レベルB]

・変形性関節症（関節腔内に注入した場合）

★★★ [データ不十分]

・外傷、やけど、皮膚の老化防止、そのほかの症状

● 安全性は？

皮膚への外用など非経口では安全と思われますが、経口で使用する場合の安全性については十分な情報が得られていません。

★★★ [レベルC] …効かない可能性が高いです、または効きません
★★★ [データ不十分] …現段階で結論づけることはできません。より多くの研究が必要です

まれにアレルギー反応が出る場合があります。

妊娠中・授乳期の方はサプリメントなどの使用は避けてください。

●一緒に飲む時は注意が必要な医薬品

医薬品との相互作用は明らかではありません。医薬品を服用している方は、ご使用前に医師または薬剤師にご相談ください。

ビール酵母
[BREWER'S YEAST]

●ほかの呼び名など：酵母、イースト　など

ビールを造る過程で麦汁を発酵させるために使用される酵母。たんぱく質やビタミンB群、核酸などの栄養素を豊富に含みます。

●効き目は？

★★☆ [レベルB]

・月経前症候群（ビタミン、ミネラルとの併用）

★★★ [データ不十分]

・下痢、食欲不振、にきび、おでき、糖尿病、感冒、インフルエンザ、そのほかの疾病・症状

●安全性は？

短期間の使用なら一般的に安全だと考えられています。ただし、頭痛、胃の不調、お腹が張ったりガスがたまったりする可能性があります。ビール酵母に過敏な方ではかゆみや腫れが出ることがあります。

妊娠中・授乳期の方、酵母にアレルギーのある方、クローン

★★★ [レベルA] …効きます、またはおそらく効きます
★★☆ [レベルB] …効くと断言はできませんが、効果の可能性が科学的に示されています

病*の方は使用しないでください。

●一緒に飲んではいけない医薬品

うつを改善する薬（MAO阻害薬）：フェネルジン、トラニルシプロミン　など（ビール酵母にはチラミンという物質が含まれていて、多量のチラミンは高血圧を引き起こすことがあり、ある種の抗うつ薬はチラミンの分解を阻害し、体内のチラミンを過剰にさせて、危険なほど血圧を上げるおそれがあります）

●一緒に飲む時は注意が必要な医薬品

真菌感染症の治療薬：フルコナゾール、テルビナフィン、イトラコナゾール　など（これらの医薬品はビール酵母の効果を弱めることがあります）

ビオチン
[BIOTIN]

●ほかの呼び名など：ビタミンH、ビタミンB7　など

ビタミンB群のひとつで、新陳代謝や細胞の成長、毛髪や皮膚の健康などに関係しています。さまざまな食品に含まれるので不足することはまれですが、不足すると疲労や食欲不振、白髪などの原因となります。

●効き目は？

★★★ [レベルA]

・ビオチン欠乏症の予防と治療

★★☆ [レベルB]

・爪がもろい、爪が割れやすい

★★☆ [レベルC] …効かない可能性が高いです、または効きません
★★★ [データ不十分] …現段階で結論づけることはできません。より多くの研究が必要です

★☆☆ [レベルC]
・乳児の湿疹

★★★ [データ不十分]
・脱毛、糖尿病、糖尿病性神経痛、そのほかの症状

● 安全性は？

　一般的に安全です。12歳以上の1日摂取目安量は男女とも50μg、妊娠中の女性は「目安量＋2μg」、授乳期は「目安量＋5μg」です。

● 一緒に飲む時は注意が必要な医薬品

　医薬品との相互作用は明らかではありません。医薬品を服用している方は、ご使用前に医師または薬剤師にご相談ください。

ビタミンA

[VITAMIN A]

●ほかの呼び名など：レチノール、レチナール、レチノイン酸　など

動物性食品に含まれる脂溶性ビタミンで、目の健康を守り夜盲症を防ぐ、皮膚や粘膜を正常に保つなどの働きがあります。植物に含まれるβ-カロテン（173ページ）は体内でビタミンAに変化します。ビタミンA欠乏症は、低たんぱく質摂取量、糖尿病、甲状腺機能亢進、発熱、肝臓病、嚢胞性線維症などの場合に発症する可能性があります。

● 効き目は？

★★★ [レベルA]
・ビタミンA欠乏症の治療と予防

★★★ [レベルA] …効きます、またはおそらく効きます
★★☆ [レベルB] …効くと断言はできませんが、効果の可能性が科学的に示されています

★★☆ [レベルB]

・子どものマラリア、栄養不良女性における妊娠中と産後の健康問題、乳がんのリスク低減（通常の食品からの摂取）、白内障予防

★☆☆ [レベルC]

・栄養状態の悪い母親の胎児や乳児の死亡を防ぐ、貧血、妊娠・出産・授乳によるHIV／エイズ*の予防、頭頸部の腫瘍形成予防

★★★ [データ不十分]

・肺がん・卵巣がん・子宮頸がん・食道がん・すい臓がん・結腸・直腸がん・胃がんのリスク低減、視力の向上、加齢黄斑変性症*、緑内障予防、感染症予防と感染症からの早期回復、免疫機能の改善、にきび以外の皮膚疾患、花粉症の症状緩和、そのほかの症状

●安全性は？

これまでビタミンAの量は、国際単位＝IUで表されていましたが、現在はレチノール当量＝μgREが用いられており、1IUは0.33μgREです。1μgREは動物性ビタミンA（レチノール）として1μg、植物性のβ-カロテンなら12μgに相当します。18歳以上の1日推奨量*は男性800〜850μgRE、女性650〜700μgREで、妊娠末期は「推奨量＋80μgRE」、授乳期は「推奨量＋450μgRE」です。なお、妊娠初期には先天性異常を引き起こす可能性がありますので、初期、中期とも付加量は「なし」です。

また、ビタミンAには耐容上限量*が決められており、18歳

★☆☆ [レベルC] …効かない可能性が高いです、または効きません
★★★ [データ不十分] …現段階で結論づけることはできません。より多くの研究が必要です

以上では男女とも2,700μgREです。通常の食事で乳製品や果物、野菜などを十分にとっている成人では、ビタミンAのサプリメントやビタミンA入りビタミン剤を飲む必要はありません。

長期にわたり多量に摂取すると、過労、興奮性、精神の変化、食欲減退、胃の不調、悪心、嘔吐、微熱、ひどい汗など多くの副作用が起こる可能性があります。

更年期を過ぎた女性では、ビタミンAをとり過ぎると骨粗鬆症や骨折のリスクが増大するかもしれません。そのほか、過剰摂取では、かんしゃくや眠気、嘔吐、下痢、意識喪失、頭痛、視覚の異常、皮膚の剥離、肺炎などの副作用が懸念されます。

お酒をたくさん飲む方、Ⅴ型高コレステロール血症の方、肝臓病の方はサプリメント等を使用しないでください。

● **一緒に飲んではいけない医薬品**

皮膚疾患治療薬（レチノイド）（ビタミンAの効果が増強され、副作用が強く現れるおそれがあります）

● **一緒に飲む時は注意が必要な医薬品**

抗生物質（テトラサイクリン系）：デメクロサイクリン、ミノサイクリン、テトラサイクリン　など（頭蓋内圧亢進と呼ばれる重大な副作用が現れる危険性が高まると考えられます）

肝臓に有害な作用を示しやすい薬：アセトアミノフェン、アミオダロン、カルバマゼピン、イソニアチド、メトトレキサート、メチルドーパ、フルコナゾール、イトラコナゾール、エリスロマイシン、フェニトイン、ロバスタチン、プラバスタチン、シンバスタチン　など（大量のビタミンAと併用しますと、肝障

害を引き起こすリスクが高くなります）

そのほか：ワルファリン（あざ*や出血が起こる可能性を高めるおそれがあります）

ビタミン B₁
[VITAMIN B₁]

●ほかの呼び名など：チアミン、サイアミン、ビタミンB群、抗脚気ビタミン、塩化チアミン　など

糖質をエネルギーに変換するために不可欠なビタミン。豚肉の赤身に多く含まれ、不足すると疲労や脚気の原因になります。18歳以上の1日推奨量*は男性1.2〜1.4mg、女性0.9〜1.1mgです。

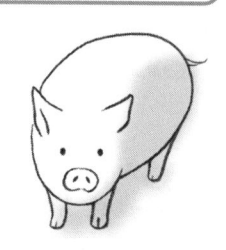

●効き目は？

★★★ [レベルA]

・ウェルニッケ・コルサコフ症候群*、ビタミンB₁欠乏症

★★☆ [レベルB]

・白内障、2型糖尿病患者における腎臓病の予防

★★★ [データ不十分]

・食欲不振、潰瘍性大腸炎*、慢性下痢、胃障害、脳疾患、HIV（エイズウイルス）感染症*、心臓病、アルコール依存症、ストレス、老化、口内びらん、運動能力の改善、子宮頸がんのリスク低減、そのほかの症状

★☆☆ [レベルC] …効かない可能性が高いです、または効きません
★★★ [データ不十分] …現段階で結論づけることはできません。より多くの研究が必要です

●安全性は？

ほとんどの成人に安全です。ごくまれに、皮膚炎やアレルギー反応などを起こす可能性があります。授乳期および妊娠後期には推奨量*に＋0.2mg、妊娠中期には＋0.1mgが付加されます。

肝臓病やお酒の飲み過ぎなどアルコールの多量摂取で吸収量が減り、欠乏症を招く可能性があります。

●一緒に飲む時は注意が必要な医薬品

医薬品との相互作用は明らかではありません。医薬品を服用している方は、ご使用前に医師または薬剤師にご相談ください。

ビタミン B₂

[VITAMIN B₂]

●ほかの呼び名など：リボフラビン、ビタミンB群　など

体内で食物からエネルギーを作り出す時に働く水溶性のビタミン。不足すると皮膚炎や白内障を起こしやすくなり、成長期では発育に悪影響があります。乳製品や肉類など、動物性の食品および緑色野菜に多く含まれます。

●効き目は？

★★★ [レベル A]

・ビタミン B₂ 欠乏症

★★☆ [レベル B]

・片頭痛予防、白内障予防

★☆☆ [レベル C]

・片頭痛

★★★ [レベル A] …効きます、またはおそらく効きます
★★☆ [レベル B] …効くと断言はできませんが、効果の可能性が科学的に示されています

★★★ [データ不十分]

・にきび、筋けいれん、免疫システムの向上、老化、健康的な皮膚と毛髪の維持、口内びらん、アルツハイマー病*、HIV（エイズウイルス）感染者*の乳酸アシドーシス（深刻な血液酸性度の不均衡）、子宮頸がんのリスク低減、そのほかの症状

● **安全性は？**

18歳以上の1日推奨量*は男性1.3～1.6mg、女性1.0～1.2mgで、妊娠中期には、「推奨量＋0.2mg/日」、末期には「推奨量＋0.3mg/日」、授乳期には「推奨量＋0.4mg/日」です。

用量を守り適切に使用すれば、ほとんどの人に安全ですが、時に尿が黄色くなることがあります。過剰に摂取すると、下痢や尿量増加などの副作用を生じることがありますので注意が必要です。

● **一緒に飲む時は注意が必要な医薬品**

医薬品との相互作用は明らかではありません。医薬品を服用している方は、ご使用前に医師または薬剤師にご相談ください。

ビタミンB6
[VITAMIN B6]

●ほかの呼び名など：ピリドキシン、塩酸ピリドキシン　など

たんぱく質や脂質の代謝に関わるB群ビタミンで、不足すると貧血、神経障害や口内炎、皮膚炎などを起こしやすくなります。レバーや肉、魚、豆類、野菜、トウモロコシなどに多く含まれています。

★★★ [レベルC] …効かない可能性が高いです、または効きません
★★★ [データ不十分] …現段階で結論づけることはできません。より多くの研究が必要です

● 効き目は？

★★★ [レベルA]

・ビタミンB_6欠乏症、巨赤芽球性貧血*、ホモシステイン値上昇を抑制、乳児のひきつけ

★★☆ [レベルB]

・つわり、月経前症候群、セロトニン値の低い子どもの行動障害、腎臓結石、喫煙者の肺がんのリスク低減、加齢黄斑変性*

★☆☆ [レベルC]

・自閉症、手根管症候群*、脳卒中の再発予防、アルツハイマー病*、高齢者の思考や記憶力の改善（ビタミンB_6、葉酸との併用）

★☆☆ [データ不十分]

・血管形成術後の血管の再閉塞予防、免疫システムの向上、筋けいれん、眼科疾患、腎障害、関節炎、アレルギー、喘息、糖尿病による神経障害、注意欠陥多動性障害*、ライム病*、そのほかの症状

● 安全性は？

　一般的には安全ですが、人によっては悪心、嘔吐、胃痛、食欲不振、頭痛、うずき、眠気などの副作用が起きるかもしれません。長期間、多量に使用するとある種の脳障害や神経障害を引き起こすおそれがあります。

　1日の推奨量*は成人（18歳以上）男性1.4mg、成人女性1.1mgで、耐容上限量*は男性50〜60mg、女性40〜45mgです。妊娠中の女性は推奨量に+0.8mg、授乳期は+0.3mgを付加してください。

★★★ [レベルA] …効きます、またはおそらく効きます
★★☆ [レベルB] …効くと断言はできませんが、効果の可能性が科学的に示されています

●一緒に飲む時は注意が必要な医薬品

アミオダロン（露出した肌に日焼け、水疱、発疹を生じるおそれがあります）

フェニトイン（医薬品の効果が弱まります）

フェノバルビタール（効果を弱めるおそれがあります）

ビタミンB12
[VITAMIN B₁₂]

●ほかの呼び名など：シアノコバラミン、コバラミン　など

ビタミンB群のひとつで、葉酸とともに赤血球の成熟を助け、神経機能、DNA合成、メチオニン合成などに関与しています。また、ほかのビタミンB群とともに動脈硬化の原因となる血中の高ホモシステイン血症を抑制します。鶏レバー、はまぐり、魚、卵、牛乳および乳製品などに多く含まれます。

●効き目は？

★★★ [レベルA]

・ビタミンB₁₂欠乏症、高ホモシステイン血症（他のビタミンB群と併用）、悪性貧血の治療、加齢黄斑変性*

★★★ [レベルC]

・睡眠障害、脳卒中の再発防止、高齢者の思考や記憶力の改善（ビタミンB₆、葉酸との併用）

★★★ [データ不十分]

・心臓の冠動脈拡張術（バルーン血管形成）後の血管再閉塞の予防、脚ふらつき症候群、アレルギー、老化、疲労感・倦怠感、

★★★ [レベルC] …効かない可能性が高いです、または効きません
★★★ [データ不十分] …現段階で結論づけることはできません。より多くの研究が必要です

慢性疲労性症候群*、アルツハイマー病*、糖尿病、心臓病、ライム病*、免疫系障害、記憶障害、多発性硬化症*、乳がん、高コレステロール血症、肺がん・子宮頸がんのリスク低減、そのほかの症状

● **安全性は？**

食品やサプリメントでの摂取では一般に安全です。成人の1日推奨量*は男女ともに2.4μgで、妊娠中は「推奨量＋0.4μg」、授乳期は「推奨量＋0.8μg」です。とくに耐容上限量*は定められていませんが、アメリカでは、「妊娠中・授乳期には2.8μg以上の摂取とならないよう注意してください」としています。

真性赤血球増加症、巨赤芽球性貧血*、レーベル氏病*、コバルトやコバラミンにアレルギーがある方、および過敏な方は使用しないでください。

● **一緒に飲んではいけない医薬品**

クロラムフェニコール（ビタミンB₁₂の血球生成効果を弱めるおそれがあります）

ビタミンC
[VITAMIN C]

● ほかの呼び名など：アスコルビン酸　など

抗酸化作用*が強く、コレステロールの酸化防止や、免疫力を高めるなどの働きがあります。コラーゲンの生成に関与しています。食品ではかんきつ類、イチゴ、キウイのほか、ピーマンなどの野菜にも豊富です。

★★★　[レベルA]　…効きます、またはおそらく効きます
★★☆　[レベルB]　…効くと断言はできませんが、効果の可能性が科学的に示されています

● 効き目は？

★★★ [レベルA]

・ビタミンC欠乏症、壊血病、鉄の吸収をよくする

★★☆ [レベルB]

・口腔・乳がんのリスク低減（野菜や果物から摂取すること、サプリメントでは効果なし）、しわ、かぜ、高血圧、胆嚢疾患のリスク低減、骨や軟骨の減少、紅斑、女性における循環器系疾患と末梢血管疾患のリスク低減、アテローム性動脈硬化予防、ピロリ菌による胃潰瘍、2型糖尿病患者の尿たんぱく減少、血中の鉛濃度低下（食品からの摂取）、妊娠高血圧腎症予防、高齢者の身体能力と体力の向上

★☆☆ [レベルC]

・脳卒中のリスク低減、アルツハイマー病*、感冒の予防、気管支炎、2型糖尿病予防、すい臓・前立腺がんのリスク低減

★★★ [データ不十分]

・きず、褥瘡（とこずれ）、結核、虫歯、便秘、にきび、花粉症、嚢胞性線維症、不妊症、糖尿病、心臓病、注意欠陥多動性障害*、血清コレステロール値の低下、胆石、肝疾患、食道・胃がんのリスク低減、精神的ストレス、ライム病*、慢性疲労性症候群*、そのほかの症状

● 安全性は？

適切な用量では経口摂取、皮膚への塗布、どちらも安全と考えられています。成人の1日推奨量*は男女とも100mg、妊娠中は110mg、授乳期は150mgです。過剰摂取では、悪心、嘔吐、胸やけ、胃けいれん、頭痛などの副作用があり、摂取量が多く

153

★☆☆ [レベルC] …効かない可能性が高いです、または効きません
★★★ [データ不十分] …現段階で結論づけることはできません。より多くの研究が必要です

なるほど起きやすくなります。1日2,000mg以上の摂取では、腎臓結石や悪性の下痢などが起こるおそれがあります。腎臓結石の既往歴のある方が過剰に摂取すると結石再発の可能性が高くなるでしょう。

また、妊娠中の多量摂取は新生児に問題が発生する懸念があります。

心臓発作を起こしたことのある方、心臓手術の血管形成術を受けた方、がん患者、糖尿病患者、サラセミア*およびヘモクロマトーシス*という血清鉄異常の患者、腎臓結石またはその既往歴がある方、赤血球内ブドウ糖6リン酸還元酵素欠損（G6PDD）と呼ばれる代謝異常の患者、鎌状赤血球貧血*患者の方は、過剰に摂取しないよう十分注意してください。

● 一緒に飲む時は注意が必要な医薬品

HIV（エイズウイルス）感染症*の治療薬：アンプレナビル、ネルフィナビル、リトナビル、サキナビル　など（これらの医薬品の効果を弱めるおそれがあります）

抗がん薬：（治療効果を弱めるおそれがあります）

コレステロールを下げる薬（スタチン系）：アトルバスタチン、フルバスタチン、ロバスタチン、プラバスタチン　など（これらの医薬品の効果を弱めるおそれがあります）

そのほか：アスピリン、エストロゲン（副作用が強く現れるおそれがあります）

フルフェナジン（フルフェナジンの効果を弱めるおそれがあります）

ワルファリン（効果を弱めて血液が凝固する危険性を高めるお

それがあります)

ビタミンD

[VITAMIN D]

●ほかの呼び名など：エルゴカルシフェロール、コレカルシフェロール　など

脂溶性のビタミンでカルシウムやリンの吸収に関与します。太陽光線を浴びることにより皮膚で合成されますが、とくに北緯40°以北に住んでいる人は、食事からとることに努めましょう。

効き目は？

★★★ [レベルA]

・ファンコニー症候群*による低リン酸塩血症、副甲状腺ホルモンや甲状腺ホルモン値が低いことによるカルシウム値の低下、腎不全による低カルシウム血症（腎性骨形成異常）、くる病、副腎皮質ステロイド服用時の骨減少、骨粗鬆症、高齢者の転倒予防

★★☆ [レベルB]

・多発性硬化症*予防、高齢女性の慢性関節リウマチ予防、骨形成異常、がんのリスク低減（カルシウムとの併用）

★☆☆ [レベルC]

・高齢者の筋力改善、腎移植を受けた患者の骨量減少の予防、乳がんのリスク低減、高血圧

★★★ [データ不十分]

・骨髄異形成症候群、近位筋障害*、大腸がん、気管支炎、喘息、呼吸障害、糖尿病、歯周病、月経前症候群、そのほかの症状

★☆☆ [レベルC] …効かない可能性が高いです、または効きません
★★★ [データ不十分] …現段階で結論づけることはできません。より多くの研究が必要です

●安全性は？

経口摂取の場合一般的に安全です。成人の1日目安量は男女とも5.5μg、妊娠中は7μg、授乳期は8μgで、耐容上限量*は50μgです。過剰に摂取しない限り、副作用を起こすようなことは少ないでしょう。

過剰摂取では、体力減退、過労、眠気、頭痛、食欲不振、口の渇き、金属味、悪心、嘔吐などの副作用が起こる可能性があります。1日に50μg（2,000IU）以上摂取すると、血中のカルシウム濃度が非常に高くなる危険があります。

腎臓病、血清カルシウム値の高い方、アテローム性動脈硬化症、サルコイドーシス*、ヒストプラズマ症、副甲状腺機能亢進症、リンパ腫の方は、血清カルシウム値を上げるので、使用を控えるか、事前に医師に相談してください。

●一緒に飲む時は注意が必要な医薬品

利尿薬：クロロチアジド、ヒドロクロロチアジド、インダパミド、メトラゾン、クロルタリドン　など（利尿薬は体内のカルシウム量を増加させ、ビタミンDはアルミニウム吸収を促進しますので、腎臓障害を起こすおそれがあります）

そのほか：アルミニウム（ビタミンDはアルミニウム吸収を促進しますので、腎臓病の人に問題となるおそれがあります）

ジゴキシン（不整脈を引き起こすおそれがあります）

ジルチアゼム（効果を弱めるおそれがあります）

★★★　[レベルA] …効きます、またはおそらく効きます
★★☆　[レベルB] …効くと断言はできませんが、効果の可能性が科学的に示されています

ビタミンE

[VITAMIN E]

●ほかの呼び名など：トコフェロール、α-トコフェロール、γ-トコフェロール、トコトリエノール　など

脂溶性の抗酸化*ビタミンで、活性酸素などのフリーラジカルによる細胞膜や血管の損傷を防御します。小麦胚芽やナッツ類、植物性油脂などに多く含まれます。

効き目は？

★★★ [レベルA]

・ビタミンE欠乏症

★★☆ [レベルB]

・遅発性ジスキネジア*およびジスフラキシアと呼ばれる運動障害、膀胱がんの死亡率低下、アルツハイマー病*の記憶力喪失の進行を食い止める、慢性関節リウマチ、男性不妊症、妊娠高血圧腎症、十歳代の月経困難症、月経前症候群、パーキンソン病*予防、ベータサラセミア*、高齢者の認知症*予防、環状肉芽腫（皮膚への塗布）、ブドウ膜炎患者の視力を改善、日焼け予防、ハンチントン病*の症状緩和、手術後の眼の回復、高齢者の身体能力と体力の向上、放射線照射で生じる線維症、そのほかの症状

★☆☆ [レベルC]

・血液透析患者の貧血、狭心症、乳がん罹患歴のある方のほてり、アテローム性動脈硬化、高齢者の肺感染、心不全、筋ジストロフィー、高血圧、間欠性跛行*、変型性関節症、頭頸部がん、喫煙者の口内の痛み、すい臓がん、結腸・直腸がん、網膜色素

★☆☆ [レベルC] …効かない可能性が高いです、または効きません
★★★ [データ不十分] …現段階で結論づけることはできません。より多くの研究が必要です

変性症、良性乳腺疾患、乳がん、肺がん、心臓病のリスク低減（サプリメント）

★★★ [データ不十分]

・アレルギー、喘息、皮膚疾患、白内障、糖尿病、食道がん、胃がん、前立腺がん、咽頭がん、慢性疲労性症候群*、口腔がん、皮膚がん、てんかん、月経障害、高脂血症、肝疾患、脳卒中、脚のけいれん、かぜ、そのほかの症状

● **安全性は？**

健康な人が経口または皮膚に塗布して使用する場合は一般的に安全と考えられています。ビタミンEの1日摂取目安量は、18歳以上男性7.0mg、女性6.5mgです。授乳期の女性は9.5mgです。1日あたりの耐容上限量*は成人男性750〜900mg、成人女性650〜700mgですが、心臓病または糖尿病患者の方は1日に300〜400mg以上の摂取をしてはいけません。それ以上の過剰摂取は、その服用量に比例して深刻な副作用や生命の危機をもたらす可能性を高めます。

多量使用で考えられる一般的な症状としては、悪心、下痢、胃けいれん、過労、体力減退、頭痛、視覚のぼやけ、湿疹、あざや出血などがあります。

血管形成手術を受けたばかりの方、ビタミンK値が低いと診断された方、網膜色素変性症患者、血栓のある方、頭頸部にがんのある方は使用しないでください。

● **一緒に飲む時は注意が必要な医薬品**

血液を固まりにくくする薬（血液凝固抑制薬／抗血小板薬／抗血栓薬）：アスピリン、イブプロフェン、ダルテパリン、ヘパ

★★★ [レベルA] …効きます、またはおそらく効きます
★★☆ [レベルB] …効くと断言はできませんが、効果の可能性が科学的に示されています

リン、ワルファリン など（ビタミンEとの併用によりあざ*
や出血のリスクが高くなります）

抗がん薬（ビタミンEは、抗がん薬の効果を弱めるおそれがあ
ります）

肝臓で代謝されやすい薬：ロバスタチン、ケトコナゾール、イ
トラコナゾール、フェキソフェナジン、トリアゾラム など多
数（ビタミンEは、これら医薬品の分解を促進するおそれがあ
ります）

コレステロールを下げる薬（スタチン系）：アトルバスタチン、
フルバスタチン、ロバスタチン、プラバスタチン など（ビタ
ミンEをβ-カロテン、ビタミンC、セレンと併用しますと、
これらの医薬品の血清LDL-コレステロール*を下げる効果を
弱めます）

そのほか：シクロスポリン（シクロスポリンの効果が増強され
副作用も強く現れるおそれがあります）

ナイアシン（ナイアシンの血清HDL-コレステロール*値を増加
させる効果を弱める可能性があります）

ビタミンK
[VITAMIN K]

●ほかの呼び名など：フィロキノン（K_1）、メナキノン（K_2）、メナジオン（K_3）
など

出血した時などに血液を凝固させたり、逆に抑制して過度な凝
固を防いだりします。骨の形成にも関係しており、天然にはブ

★★★ ［レベルC］…効かない可能性が高いです、または効きません
★★★ ［データ不十分］…現段階で結論づけることはできません。より多くの研究が必要です

ロッコリーやホウレンソウなど緑葉野菜に多いビタミンK₁と納豆やチーズなど発酵食品に多いビタミンK₂があります。ナットウキナーゼ（130ページ）も参照してください。

●効き目は？

★★★ [レベルA]

・ビタミンK欠乏症、出血や血栓に関わる問題の予防

★★★ [データ不十分]

・骨粗鬆症、クモ状静脈、心疾患、高コレステロール血症、打撲傷、瘢痕（はんこん）、皮膚線条、やけど、腫れ、そのほかの症状

●安全性は？

一般的に安全であり、摂取量を守るなら副作用はほとんどないといえるでしょう。1日の目安量は成人男性75μg、成人女性60～65μgで、用量を守れば妊娠中・授乳期の方でも安全だと考えられていますが、必要以上の多量摂取は避けてください。

重症の肝臓病、腎透析を受けている方は使用しないでください。

●一緒に飲んではいけない医薬品

ワルファリン（ビタミンKは、ワルファリンの血液凝固抑制作用を弱めるおそれがあります）

★★★ [レベルA] …効きます、またはおそらく効きます
★★☆ [レベルB] …効くと断言はできませんが、効果の可能性が科学的に示されています

ビフィズス菌

[BIFIDOBACTERIA]

●ほかの呼び名など：ビフィドバクテリウム、プロバイオティクス　など

人や動物の腸管内に棲む微生物で酸素を嫌うため、ヨーグルトなど乳製品に応用されたのは比較的最近です。同じ善玉菌である乳酸菌（133ページ）と違い、殺菌力の強い酢酸を作り出すことができます。

効き目は？

★★☆ [レベルB]

・乳児のアトピー性皮膚炎やロタウイルス性下痢、旅行者の下痢予防、過敏性大腸炎、胃もたれ（抗生物質による）の予防、ピロリ菌治療の副作用予防、潰瘍性大腸炎*、壊死性腸炎（酸性乳酸桿菌との併用）

★★★ [データ不十分]

・かぜ、インフルエンザ、抗生物質の副作用による下痢、肝障害、高コレステロール血症、乳糖不耐症、乳腺炎、流行性耳下腺炎、がん、胃障害、下痢による細菌叢の変化、化学療法、ライム病*、放射線照射後の感染症予防、老化、そのほかの症状

安全性は？

適切に用いるなら、1年間までの使用は子どもを含め安全と考えられており、2歳未満の乳児でも8カ月間までの使用であれば安全のようです。人によっては、お腹の張りや腸内ガスなど胃腸に不快症状が起こる可能性があります。

妊娠中・授乳期の方、免疫機能が低下している方は使用を控

★☆☆　[レベルC] …効かない可能性が高いです、または効きません
★★★　[データ不十分] …現段階で結論づけることはできません。より多くの研究が必要です

えてください。

●一緒に飲む時は注意が必要な医薬品

抗生物質（抗生物質は、腸内のビフィズス菌をも減少させます。抗生物質を服薬する2時間以上前または2時間以上後にビフィズス菌を摂取してください）

ヒヨス
[HENBANE]

●ほかの呼び名など：非沃斯、ヒヨスヨウ　など

ヨーロッパに広く分布するナス科の植物で古くから麻酔薬や鎮痛薬として用いられてきました。ヒヨスに含まれる植物性化合物（アルカロイド）には強い毒性があり、摂取には注意が必要です。日本では医薬品に分類されています。

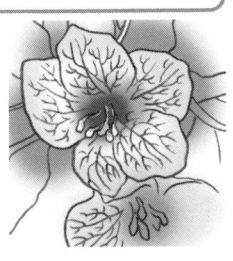

●効き目は？

★★★ [データ不十分]

・リーフオイルによる瘢痕（傷跡やケロイドなど皮膚の異常）治療
・胃腸のけいれん

●安全性は？

　日本では医薬品として分類されており、サプリメントや健康食品など、食品として使用することはできません。非常に毒性が強く過剰に摂取すると中毒を起こし死に至る場合もあります。

★★★ [レベル A] …効きます、またはおそらく効きます
★★☆ [レベル B] …効くと断言はできませんが、効果の可能性が科学的に示されています

副作用には口渇、発赤、便秘、過食、発汗の減少、心拍数の増加、排尿困難、眠気、幻覚、意識の混濁などがあります。妊娠中・授乳期、心臓病、ダウン症候群、緑内障、消化器系疾患の方は使用してはいけません。

●一緒に飲んではいけない医薬品

抗コリン薬：アトロピン、スコポラミンなど収れん作用のある薬、一部のアレルギー治療薬、一部のうつ治療薬など（皮膚の乾燥、めまい、低血圧、頻脈などの重大な副作用が現れるおそれがあります）

ピリドキシン　参照▶ ビタミンB6（149ページ）

ビルベリー
[BILBERRY]

●ほかの呼び名など：ヨーロッパブルーベリー、ヒメウスノキ、ホワートルベリー　など

ヨーロッパの広い地域に自生するツツジ科の植物で、果実を食用にします。一般にブルーベリーと総称される同属のベリー類とは近縁種ですが、別種として区分されており、ブルーベリーに比べてアントシアニンを多く含みます。

●効き目は？

★★☆ [レベルB]

・糖尿病網膜症、高血圧性網膜症

★★☆ [レベルC]　…効かない可能性が高いです、または効きません
★★★ [データ不十分]　…現段階で結論づけることはできません。より多くの研究が必要です

★★★ [データ不十分]
・静脈瘤、白内障、心臓病、糖尿病、通風、痔、慢性疲労性症候群＊など

● 安全性は？

　果実は通常の食品として摂取するのであれば安全です。ただし、治療を目的とするような大量の摂取では中毒症状を起こす可能性があります。長期にわたる使用も避けてください。ビルベリーは血糖値を下げることがありますので、糖尿病の方は使用を避けるか、使用する際は医師の指導を受けるようにしてください。妊娠中・授乳期はサプリメントなど濃縮された製品の使用は避けてください。外科手術を受ける予定のある方は手術の2週間前までに摂取を中止してください。

● 一緒に飲んではいけない医薬品

血糖値を下げる薬（糖尿病治療薬）：グリメピリド、グリブリド、インスリン、ピオグリタゾン、ロシグリタゾン、クロルプロパミド、グリピザイド、トルブタミド　など（血糖値が下がりすぎるおそれがあります）

血液を固まりにくくする薬（血液凝固抑制薬／抗血小板薬／抗血栓薬）：アスピリン、クロピドグレル、ジクロフェナク、イブプロフェン、ナプロキセン、ダルテパリン、エノキサパリン、ヘパリン、ワルファリン　など（あざ＊や出血が生じやすくなります）

● 併用を避けるべき食品・サプリメント

ビール酵母、カスカラ、ツクシ、ニガウリ、クロム、デビルズクロー、フェヌグリーク、ニンニク、グアーガム、セイヨウト

チノキ、朝鮮人参、サイリウム、エゾウコギ　など

フスマ
[WHEAT BRAN]

●ほかの呼び名など：ダイエットファイバー、ブラン　など

イネ科の植物である小麦の種子を覆う外皮のことで、同じイネ科の植物であるコメの糠（ヌカ）に相当します。フスマは食物繊維が豊富で便通改善に有効なことから、特定保健用食品*（トクホ）として許可を受けた商品があります。

効き目は？

★★☆ [レベルB]

・便秘、過敏性腸症候群*、血圧調節、胃がん予防

★★★ [データ不十分]

・乳がん、胆嚢炎、食道裂孔ヘルニア

安全性は？

　一般的には安全な食品ですが、使用の初期には胃腸の不快感やガスなどの原因となる可能性があります。また、過剰に摂取すると一時的にお腹がゆるくなることがあります。小麦製品の摂取によるアナフィラキシーやじんましんなど、アレルギー症状の報告が多数あります。アレルギーのある方はフスマなど小麦製品の摂取に十分注意する必要があります。

一緒に飲んではいけない医薬品

ジゴキシン（ジゴキシンの吸収を抑制して効果を弱めることがあります）

★☆☆ [レベルC] …効かない可能性が高いです、または効きません
★★★ [データ不十分] …現段階で結論づけることはできません。より多くの研究が必要です

不飽和脂肪酸 参照▶ DHA（126ページ）、EPA（27ページ）

ブラックコホシュ
[BLACK COHOSH]

●ほかの呼び名など：サラシナショウマ、アメリカショウマ　など

北米大陸に自生する植物で、アメリカ先住民からは神経痛の民間薬として知られていました。女性ホルモンのような働きがあるとして更年期症状などに用いられています。

●効き目は？

★★☆ [レベルB]
・更年期症状（ほてり）

★☆☆ [レベルC]
・乳がん罹患歴のある方のほてり

☆☆☆ [データ不十分]
・月経前症候群、骨粗鬆症、月経痛、胃のむかつき、筋肉痛、発熱、咽喉痛、咳、虫よけ、にきび、あざ、いぼ、そのほかの症状

●安全性は？

適切に使用するならば、多くの場合安全と思われますが、ドイツのハーブ評価委員会では使用期間を6カ月以内としています。時に、胃もたれ、けいれん、頭痛、湿疹、倦怠感、腟からの出血、体重増加などの軽い副作用を引き起こす場合があるでしょう。

★★★ [レベルA] …効きます、またはおそらく効きます
★★☆ [レベルB] …効くと断言はできませんが、効果の可能性が科学的に示されています

海外では、ブラックコホシュとの関連が疑われる肝障害の報告が多数あり、日本でも厚生労働省が注意を促す発表をしています。しかし、それらの事例において、肝障害の原因がブラックコホシュにあるかどうかは不明です。

使用中は黄疸（肌や目の色が黄色くなる）、疲労感、尿の色が茶色くなるなどの症状に注意してください。もしもそれらの症状がみられたら、使用を中止し、すみやかに医師に相談してください。

妊娠中・授乳期の方、乳がん、子宮がん、卵巣がん、子宮内膜症、子宮筋腫、肝臓病の方、毎日お酒を飲む方、腎臓移植を受けた方、プロテインＳ欠乏症*の方は使用してはいけません。

●一緒に飲む時は注意が必要な医薬品

肝臓で代謝されやすい薬：アミトリプチリン、クロザピン、コデイン、デシプラミン、ドネペジル、フェンタニル、フレカイニド、フルオキセチン、メペリジン、メサドン、メトプロロール、オランザピン、オンダンセトロン、トラマドール、トラゾドン　など（これら医薬品の代謝を抑制しますので、これら医薬品の作用が増強され、副作用が強く現れるおそれがあります）

肝臓に有害な作用を示しやすい薬：アセトアミノフェン、アミオダロン、カルバマゼピン、イソニアジド、メトトレキサート、メチルドーパ、フルコナゾール、イトラコナゾール、エリスロマイシン、フェニトイン、ロバスタチン、プラバスタチン、シンバスタチン　など（ブラックコホシュとの併用は肝障害のリスクが高くなる可能性があります）

そのほか：シスプラチン（抗悪性腫瘍薬・白金製剤）（がんに対

★★★　[レベルC]　…効かない可能性が高いです、または効きません
★★★　[データ不十分]　…現段階で結論づけることはできません。より多くの研究が必要です

するシスプラチンの効き目を弱めるおそれがあります)

ブルーベリー
[BLUEBERRY]

●ほかの呼び名など：ハイブッシュブルーベリー、コケモモ　など

ブルーベリーはいくつかのベリー類を総称したもので、サプリメントなどに使用されるビルベリー（163ページ）とは異なる種です。OPCやアントシアニンといったポリフェノール*類を豊富に含みます。

効き目は？

★★★［データ不十分］

・白内障予防、緑内障予防、潰瘍、尿路感染症、多発性硬化症*、慢性疲労性症候群*、発熱、咽喉痛、静脈瘤、痔、血行不良、下痢、便秘、陣痛、そのほかの症状

安全性は？

ほとんどの人に安全でしょう。血糖値を下げる可能性がありますので、糖尿病の患者さんは定期的に血糖値を測定しましょう。

また、妊娠中・授乳期にある女性は食品以外からの摂取は避けてください。

一緒に飲む時は注意が必要な医薬品

血糖値を下げる薬（糖尿病治療薬）：グリメピリド、グリブリド、インスリン、ピオグリタゾン、ロシグリタゾン、クロルプロパミド、トルブタミド　など（ブルーベリーとこれら医薬品とを

★★★［レベル A］…効きます、またはおそらく効きます
★★☆［レベル B］…効くと断言はできませんが、効果の可能性が科学的に示されています

併用すると、血糖値が下がりすぎるおそれがあります)

プロポリス
[PROPOLIS]

●ほかの呼び名など：蜂脂（ハチヤニ） など

ミツバチが植物から採取した樹液などに自らの分泌物を混ぜ合わせた樹脂のようなもので、巣を作る時に使用されます。樹木の種類によって異なりますが、抗菌力や消炎作用があるといわれています。

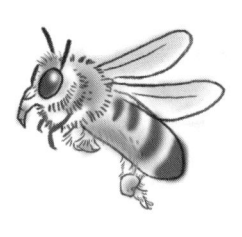

効き目は？

★★☆ [レベル B]

・口の炎症や痛み、性器ヘルペス（感染部位への塗布）

★★★ [データ不十分]

・結核、感染症、鼻がん、咽頭がん、免疫応答の改善、潰瘍、胃腸障害、かぜ、きず（創傷）、炎症、軽症の火傷、そのほかの症状

安全性は？

安全性については十分な情報が得られていないため、不明です。ハチやハチ製品に過敏な方はアレルギー反応を起こすおそれがあり、プロポリス入りのキャンディーなどで、痛みや口の潰瘍をもたらすかもしれません。

妊娠中・授乳期の方、ハチまたはハチ製品やポプラ、マツ、スギやヒノキなど毬果樹木アレルギーの方、ペルビアンバルサ

★★☆ [レベル C] …効かない可能性が高いです、または効きません
★★★ [データ不十分] …現段階で結論づけることはできません。より多くの研究が必要です

ムまたはアスピリンにアレルギーのある方、および喘息患者の方は使用しないでください。

●一緒に飲む時は注意が必要な医薬品

医薬品との相互作用は明らかではありません。医薬品を服用している方は、ご使用前に医師または薬剤師にご相談ください。

ブロメライン
[BROMELAIN]

●ほかの呼び名など：パイナップル酵素、植物プロテアーゼ濃縮物、パイナップル、ブロメリン　など

パイナップルに含まれるたんぱく質分解酵素です。パイナップルは食品ですが、パイナップルから抽出されたブロメラインは医薬品で、床ずれや潰瘍化した皮膚の治療に軟膏などの外用薬として用いられています。

●効き目は？

★★★ [データ不十分]

・膝の痛み、手術後や外傷後の炎症による腫れの軽減、やけど、炎症、花粉症、がん予防、潰瘍性大腸炎*

●安全性は？

用量を守って使用するなら一般的に安全です。ただし、下痢や胃腸障害などの副作用を起こす場合があります。妊娠中・授乳期の使用は控えてください。また、手術の予定がある方は手術の2週間前までには摂取を中止してください。食品アレルギーや花粉症などアレルギーのある方は、摂取前に必ず医師また

★★★　[レベルA]　…効きます、またはおそらく効きます
★★☆　[レベルB]　…効くと断言はできませんが、効果の可能性が科学的に示されています

は薬剤師に相談してください。

●一緒に飲んではいけない医薬品

アモキシシリン（ペニシリン系抗菌薬）（アモキシシリンの作用と副作用が強まることがあります）

抗生物質（テトラサイクリン系）：デメクロサイクリン、ミノサイクリン、テトラサイクリンなど（これらのテトラサイクリン系抗生物質の作用を弱めるおそれがあります）

血液を固まりにくくする薬（血液凝固抑制薬／抗血小板薬／抗血栓薬）：アスピリン、クロピドグレル、ジクロフェナク、イブプロフェン、ナプロキセン、ダルテパリン、エノキサパリン、ヘパリン、ワルファリンなど（あざ*や出血が生じやすくなります）

●併用を避けるべき食品・サプリメント

アルファルファ、アンゼリカ、アニス、アルニカ、ジャイアントフェンネル、ブラダーラック、セロリ、ジャーマン・カモミール、チョウジ、フェヌグリーク、フィーバーフュー、ガーリック、ショウガ、セイヨウトチノキ、カンゾウ、メドウスイート、ポプラ、アメリカサンショウ、プリックリーアッシュ、カッシア、レッドクローバー、ウィローバーク　など

分岐鎖アミノ酸

[BRANCHED-CHAIN AMINO ACIDS]

●ほかの呼び名など：BCAA

必須アミノ酸のうち、バリン、ロイシン、イソロイシンの3

★★★　[レベルC]　…効かない可能性が高いです、または効きません
★★★　[データ不十分]　…現段階では結論づけることはできません。より多くの研究が必要です

種が分岐鎖アミノ酸と呼ばれています。筋肉でのエネルギー代謝に深く関与し、筋肉の損傷や疲労を抑えるとされています。脂肪燃焼に関しては確実なデータがありません。

● 効き目は？

★★☆ [レベルB]

・慢性化した肝疾患による脳障害（潜在性あるいは慢性肝性脳症）での精神機能や運動能力改善、運動中の筋肉疲労、躁病の症状、抗精神病薬治療による運動障害（遅発性ジスキネジア*）の改善、血液透析を受けている高齢者の食欲減退や栄養状態の改善

★☆☆ [レベルC]

・運動能力の増強

☆☆☆ [データ不十分]

・脊髄小脳変性*、疲労感、集中力の改善、がんによる食欲不振、寝たきり状態での筋肉消耗

● 安全性は？

6カ月程度までの使用ならほとんどの人に安全なようです。ただし、分岐鎖アミノ酸の摂取によって血液中のアンモニア濃度が上昇することがあり、このため、疲労や筋肉運動の失調（協調運動障害）などが生じることがあります。自動車の運転、機械の作業など、運動神経に依存する行動の前や最中での摂取には十分注意する必要があります。

糖尿病、2週間以内に手術を受ける方、妊娠中・授乳期の方、酒量の多い方は摂取しないようにしましょう。

筋萎縮性側索硬化症*の場合、肺不全による死亡率の上昇に

★★★ [レベルA] …効きます、またはおそらく効きます
★★☆ [レベルB] …効くと断言はできませんが、効果の可能性が科学的に示されています

つながります。また、分岐鎖ケト酸尿症（メープルシロップ尿症）の方では、けいれんや精神的作用を生じることが知られていますので、いずれの場合も摂取しないでください。

● 一緒に飲む時は注意が必要な医薬品

血糖値を下げる薬（糖尿病治療薬）：グリメピリド、グリブリド、インスリン、ピオグリタゾン　など（血糖値が下がりすぎるおそれがあります）

そのほか：レボドパ（レボドパの効果を弱めるおそれがあります）

β-カロテン
[BETA-CAROTENE]

● ほかの呼び名など：ベータカロチン、カロテノイド、プロビタミンA　など

ニンジンやカボチャなど緑黄色野菜に多く含まれる脂溶性の色素成分です。体内でビタミンAに変わるほか、強い抗酸化*力をもちます。リコピンやゼアキサンチン、ルテインなどはカロテノイドのひとつです。

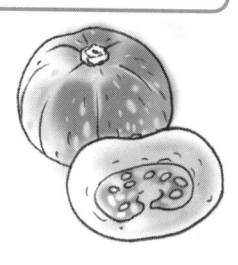

● 効き目は？

★★★ [レベル A]

・骨髄性プロトポルフィリン症患者の日光過敏

★★☆ [レベル B]

・口腔白斑症、変形性関節症の進行抑制、閉経後の卵巣がんの

★☆☆ [レベル C] …効かない可能性が高いです、または効きません
☆☆☆ [データ不十分] …現段階で結論づけることはできません。より多くの研究が必要です

リスク低減、閉経前の乳がんのリスク低減、加齢黄斑変性症*、妊娠出産時の健康維持、運動誘発性の喘息発作予防、喫煙者の気管支炎予防、高齢者の身体能力と体力の向上

★★★ [レベルC]

・以下の病気に対する予防またはリスク低減：男性喫煙者の脳卒中、白内障、アルツハイマー病*、前立腺がん、心臓病、子宮体がん、子宮頸がん、甲状腺がん、膀胱がん、血液および皮膚がん、喫煙者の肺がん

★★★ [データ不十分]

・HIV（エイズウイルス）感染症*、アルコール依存症、慢性疲労性症候群*、結腸・直腸がん、食道がん、うつ、糖尿病、てんかん、胃がん、頭痛、胸やけ、高血圧、不妊症、すい臓がん、パーキンソン病*、乾癬*、関節リウマチ、統合失調症、化学療法の副作用（小児リンパ性白血病）、そのほかの症状

● 安全性は？

多量に摂取すると、皮膚が黄色やオレンジ色になるかもしれませんが、ほとんどの人に安全でしょう。しかし、喫煙者やアスベストにさらされている人が、長期間にわたってβ-カロテンのサプリメントを摂取すると、がんリスクを高めるとする報告があります。

米国心臓協会（AHA）をはじめとする主要機関が、β-カロテンをサプリメントではなく食事から摂取することをすすめているほか、サプリメントでの使用量を1日7mgまでに制限するべきであるとする専門家もいます。

妊娠中・授乳期の方、喫煙している方、高濃度のアスベスト

★★★ [レベルA] …効きます、またはおそらく効きます
★★☆ [レベルB] …効くと断言はできませんが、効果の可能性が科学的に示されています

にさらされている方、心臓の血管形成術が予定されている方は、サプリメント等食事以外での摂取は避けてください。

● 一緒に飲む時は注意が必要な医薬品

血清コレステロールを下げる薬（スタチン系）：アトルバスタチン、フルバスタチン、ロバスタチン、プラバスタチン　など
（セレン、ビタミンC、ビタミンEと併用すると、効果を弱めるおそれがあります）

ナイアシン（血清HDL-コレステロール*の増加を弱めるおそれがあります）

ヘスペリジン
[HESPERIDIN]

● ほかの呼び名など：シトラスバイオフラボノイド　など

みかんやダイダイなど柑橘類の果皮に含まれるポリフェノール*の一種で、ルチンやケルセチンなどほかのポリフェノール*との混合物はビタミンPと呼ばれます。特定保健用食品*（トクホ）として許可を受けた商品があります。

● 効き目は？

★☆☆ [レベルC]

・乳がん手術後の腕の浮腫

★★★ [データ不十分]

・静脈瘤

● 安全性は？

　3カ月未満の短期使用なら一般的に安全です。副作用の症状

★☆☆ [レベルC] …効かない可能性が高いです、または効きません
★★★ [データ不十分] …現段階で結論づけることはできません。より多くの研究が必要です

には胃痛、胃のもたれ、下痢、頭痛などがあります。妊娠中・授乳期の使用は控えてください。

●一緒に飲む時は注意が必要な医薬品

ほかの医薬品との相互作用は明らかではありません。医薬品を服用している方は使用する前に医師または薬剤師にご相談ください。

紅麹
[RED YEAST]

●ほかの呼び名など：紅麹米、レッドイースト　など

味噌やしょうゆなどを発酵させる麹菌の一種で、あざやかな紅色をしており、抗コレステロール薬と同様の成分（スタチン）を天然に含みます。沖縄の郷土料理「豆腐よう」は紅麹を使用した発酵食品です。

●効き目は？

★★★ [レベルA]

・高コレステロール血症、高中性脂肪血症

★★★ [データ不十分]

・消化不良、下痢、血液循環の改善、脾臓障害、胃障害、そのほかの症状

●安全性は？

短期（3カ月まで）の経口摂取で適切に用いれば、ほとんどの人に安全なようです。しかし、長期使用の安全性については、十分な情報がなく不明です。胃の不調、胸やけ、ガス、めまい

★★★ [レベルA] …効きます、またはおそらく効きます
★★☆ [レベルB] …効くと断言はできませんが、効果の可能性が科学的に示されています

などを引き起こすことがあります。

紅麹はコレステロールの合成を阻害する医薬品「スタチン」と同様の化学物質を含んでいます。そのため、肝障害、重度の筋肉痛、筋障害など、スタチン系の医薬品と同様の副作用を引き起こすことがあります。また、紅麹を吸い込んで重篤なアレルギー反応を生じた例もあります。

妊娠中・授乳期の方、肝臓病の方は使用しないでください。

● 一緒に飲む時は注意が必要な医薬品

血清コレステロールを下げる薬（スタチン系）：セリバスタチン、アトルバスタチン、フルバスタチン、ロバスタチン、プラバスタチン、シンバスタチン　など（これら医薬品による副作用のリスク*を高めるおそれがあります）

肝臓で代謝されやすい薬：アミオダロン、クラリスロマイシン、ジルチアゼム、エリスロマイシン、インディナビル、リトナビル、サキナビル　など多数（これら医薬品は紅麹の作用のみならず副作用を増強するおそれがあります）

肝臓に有害な作用を示しやすい薬：アセトアミノフェン、アミオダロン、カルバマゼピン、イソニアチド、メトトレキサート、メチルドーパ、フルコナゾール、イトラコナゾール、エリスロマイシン、フェニトイン、ロバスタチン、プラバスタチン、シンバスタチン　など（紅麹との併用は、肝障害のリスクを高めることがあります）

シクロスポリン（重大な副作用を引き起こすおそれがあります）

ジェムフィブロジル（筋障害のリスクが高まるおそれがありま

★★★［レベルC］…効かない可能性が高いです、または効きません
★★★［データ不十分］…現段階で結論づけることはできません。より多くの研究が必要です

す)
ナイアシン（筋肉障害を引き起こすリスクが高まると考えられます）

紅花
[SAFFLOWER]

●ほかの呼び名など：末摘花、紅藍、久礼奈為、紅花油、偽サフラン　など

キク科の一年草でエジプト原産といわれています。日本でも染料や口紅の原料として古くから使用されてきました。種子を絞った紅花油はリノール酸が豊富でしたが、現在は品種改良が進みオレイン酸（オリーブオイルを参照、35ページ）を多く含むようになりました。

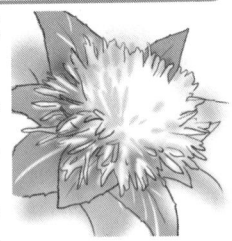

効き目は？

★★☆ [レベルB]

・血清LDL-コレステロール*値の低下

★★★ [データ不十分]

・発熱、腫瘍、咳、気管支疾患、疼痛、月経障害、胸部痛、外傷、便秘

安全性は？

ほとんどの人に安全ですが、ブタクサ、キク、マリーゴールド、デイジーなどキク科の植物にアレルギーのある方は使用しないでください。また、胃や腸に潰瘍のある方、出血のある方、

★★★ [レベルA] …効きます、またはおそらく効きます
★★☆ [レベルB] …効くと断言はできませんが、効果の可能性が科学的に示されています

血栓性疾患、2週間以内に手術を受ける予定の方も使用しないでください。紅花油は妊娠中や授乳期に摂取しても安全ですが、紅花の花部は子宮を刺激したり流産を引き起こすことがあるので、妊娠中・授乳期には使用しないでください。

● 一緒に飲んではいけない医薬品

血液を固まりにくくする薬（血液凝固抑制薬／抗血小板薬／抗血栓薬）：アスピリン、クロピドグレル、ジクロフェナク、イブプロフェン、ナプロキセン、ダルテパリン、エノキサパリン、ヘパリン、ワルファリン　など（あざ*や出血が生じるリスクを高めるおそれがあります）

ホエイプロテイン
[WHEY PROTEIN]

●ほかの呼び名など：乳清たんぱく質　など

チーズを作る時に分離される水分やヨーグルトの上澄みを乳清（ホエイ）と呼びますが、この水分に1％程度含まれるたんぱく質がホエイプロテインです。

● 効き目は？

★★☆ [レベルB]

・運動能力の改善、HIV（エイズウイルス）感染症*患者の体重減少を抑制

★★★ [データ不十分]

・遺伝性の乳児のアレルギー予防、牛乳を飲むとお腹がゴロゴロする方（乳糖を分解できない乳糖不耐症）の牛乳代替品、喘

★☆☆ [レベルC] …効かない可能性が高いです、または効きません
★★★ [データ不十分] …現段階で結論づけることはできません。より多くの研究が必要です

息、高コレステロール血症、がん、肥満、そのほかの症状

● **安全性は？**

通常の食品に含まれる量なら、妊娠中・授乳期にある女性を含め、ほとんどの成人に安全です。多量に摂取すると、排便の回数が増えたり、悪心、のどの渇き、お腹の張り、けいれん、食欲減退、疲労、頭痛などが起こるかもしれません。

牛乳や乳製品にアレルギーのある方は使用を避けてください。

● **一緒に飲んではいけない医薬品**

レボドパ（ホエイプロテインはレボドパの吸収を減らし、レボドパの効果を弱めるおそれがあります）

● **一緒に飲む時は注意が必要な医薬品**

抗生物質（テトラサイクリン系）：デメクロサイクリン、ミノサイクリン、テトラサイクリン　など（ホエイプロテインに含まれているカルシウムが胃の中でテトラサイクリンと結合して、体内の吸収量を減少させます）

抗生物質（キノロン系）：シプロフロキサシン、エノキサシン、スパルフロキサシン、トロバフロキサシン、グレパフロキサシン　など（ホエイプロテインはキノロン系抗生物質の体内吸収量を減少させます）

そのほか：アレンドロン酸（アレンドロン酸の効果を弱めることがあります）

ホスファチジルセリン

[PHOSPHATIDYLSERINE]

●ほかの呼び名など：PS、ブレインフード　など

脳や神経組織に多く存在し、情報の伝達に関与するリン脂質で、記憶力の向上や認知症*などに有効であるといわれています。食品では大豆やキャベツに多く含まれています。

●効き目は？

★★☆ [レベル B]

・アルツハイマー病*、高齢者の認知症*

★★★ [データ不十分]

・うつ、運動によるストレス、運動能力の改善、思考能力の改善、注意欠陥多動性障害*、そのほかの症状

●安全性は？

適切に使用すればほとんどの人に安全でしょう。300mg以上の多量摂取では、まれに不眠や胃のもたれが起こることがあります。

かつて、欧米では牛の脳から抽出した製品が流通していましたが、狂牛病*（牛海綿状脳症、BSE）問題が発生してからはほとんどが大豆由来となりました。これまでに、人がサプリメントを介して動物の病気にかかった事例はみられませんが、念のため植物由来のサプリメントを使用するようにしましょう。

妊娠中・授乳期の方は使用を避けてください。

●一緒に飲む時は注意が必要な医薬品

口渇作用のある薬（抗コリン薬）：アトロピン、スコポラミン、

★★☆ [レベル C] …効かない可能性が高いです、または効きません
★★★ [データ不十分] …現段階で結論づけることはできません。より多くの研究が必要です

抗ヒスタミン剤、うつを改善する薬　など（抗コリン薬には口が渇く副作用があり、ホスファチジルセリンはこの作用を強めます）

アルツハイマー治療薬（アルツハイマー治療薬の作用が増強されるだけでなく、副作用のリスクも高めるおそれがあります）

緑内障、アルツハイマー病*などに用いられるコリン作動薬：ピロカルピン　など（コリン作動薬と併用すると、この医薬品の副作用のリスクを高めるおそれがあります）

ポリフェノール　参照▶　カシス（37ページ）、ブルーベリー（168ページ）

ボラージ
[BORAGE]

●ほかの呼び名など：ボラージ草、ボリジオイル、ボリジ、ルリジサ、るりちしゃ、スターフラワー　など

南欧原産の植物でハーブとして知られています。紫色の花をケーキの飾りにしたり、葉をハーブティーとして利用しますが、種子を絞ったボラージオイルは食用のほか、アロマセラピーのキャリアオイルとしても人気があります。

●効き目は？
★★★ [レベルC]

・アトピー性皮膚炎

★★★ [レベルA] …効きます、またはおそらく効きます
★★☆ [レベルB] …効くと断言はできませんが、効果の可能性が科学的に示されています

★★★ [データ不十分]

・幼児の脂漏性皮膚炎、月経前症候群、糖尿病、注意欠陥多動性障害*、アルコール依存症、心臓病、脳卒中

● 安全性は？

　一般的には安全ですが、妊娠中・授乳期の女性、肝臓病の方、2週間以内に手術を控えている方は使用しないでください。また、ボラージは葉、花、種子にピロリジンアルカロイドという化合物を含んでおり、少しの量でも繰り返し摂取することで中毒や肝障害、がんを誘発することがあります。ピロリジンアルカロイドを含まないことが証明された商品以外は使用しないでください。

● 一緒に飲んではいけない医薬品

血液を固まりにくくする薬（血液凝固抑制薬/抗血小板薬/抗血栓薬）：アスピリン、クロピドグレル、ジクロフェナク、イブプロフェン、ナプロキセン、ダルテパリン、エノキサパリン、ヘパリン、ワルファリン　など（ボラージシードオイルと併用すると、あざ*や出血が生じる可能性が高くなると考えられます）

肝臓で代謝されやすい薬：カルバマゼピン、フェノバルビタール、フェニトイン、リファンピシン、リファブチン　など（ボラージシードオイルが肝臓で代謝されるときに生成する物質の中に有害なものがありますが、この代謝を促進する医薬品は、その有害な作用を増強するおそれがあります）

麻酔薬：（ボラージシードオイルは手術中に用いられる医薬品と相互作用を起こすと考えられています。手術の前には、どの

★★★ [レベルC] …効かない可能性が高いです、または効きません
★★★ [データ不十分] …現段階で結論づけることはできません。より多くの研究が必要です

ような製品を摂取しているかを必ず医師に告げてください。手術の２週間以上前には、ボラージシードオイルの摂取をやめなければなりません）

マイタケ
[MAITAKE MUSHROOM]

●ほかの呼び名など：舞茸、シロマイタケ　など

ブナ科の木に寄生する、秋が旬の食用キノコです。食物繊維やビタミンB群のほか、MDフラクションと呼ばれる独特の成分を含むといわれています。近縁種のチョレイマイタケは生薬として知られています。

効き目は？

★★★ [データ不十分]

・がん、HIV/エイズ感染症*、慢性疲労性症候群*、肝炎、花粉症、糖尿病、高血圧、高コレステロール血症、減量、そのほかの症状

安全性は？

　適切に用いればサプリメントなどで摂取しても、ほとんどの人に安全のようです。副作用については十分な情報が得られていませんので、妊娠中・授乳期にある女性は使用を避けてください。

一緒に飲む時は注意が必要な医薬品

血糖値を下げる薬（糖尿病治療薬）： グリメピリド、グリブリド、インスリン、ピオグリタゾン、ロシグリタゾン、クロルプロパ

★★★　[レベルA] …効きます、またはおそらく効きます
★★☆　[レベルB] …効くと断言はできませんが、効果の可能性が科学的に示されています

ミド、トルブタミド　など（マイタケとの併用により、血糖値が下がりすぎるおそれがあります）

マカ
[MACA]

●ほかの呼び名など：ペルーニンジン、アンデスニンジン、マカマカ　など

南米ペルーのアンデス高地で二千年前から栽培され、現地では滋養強壮に欠かせない食品とされ、民間薬でもあります。アブラナ科のマカは機能性成分のグルコシノレートやポリフェノール*、不飽和脂肪酸などを含みます。

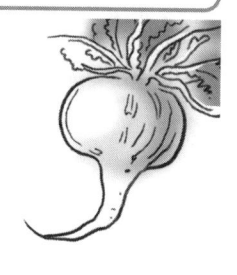

効き目は？

★★☆ [レベルB]

・男性の性欲を高める

★★★ [データ不十分]

・貧血、白血病、慢性疲労性症候群*、気力および運動能力の向上、記憶の改善、うつ、女性のホルモンバランス、月経不順、不妊症、更年期症状、胃がん、結核、免疫システムへの刺激、HIV（エイズウイルス）感染症*、そのほかの症状

安全性は？

通常の食品として摂取するなら、ほとんどの人に安全です。しかし、サプリメントなど通常食品以外の使用は、3カ月以内にとどめるようにしましょう。

★☆☆ [レベルC] …効かない可能性が高いです、または効きません
★★★ [データ不十分] …現段階で結論づけることはできません。より多くの研究が必要です

妊娠中・授乳期の方は使用を避けたほうがよいでしょう。

● 一緒に飲む時は注意が必要な医薬品

医薬品との相互作用は明らかではありません。医薬品を服用している方は、ご使用前に医師または薬剤師にご相談ください。

マグネシウム
[MAGNESIUM]

● ほかの呼び名など：酸化マグネシウム、硫酸マグネシウム、にがり　など（元素記号はMg）

人体に欠かせない必須ミネラルで、さまざまな生体反応に関与しています。カルシウムとともに骨の健康にも重要な働きをします。下剤や胃の制酸剤としても利用されます。

● 効き目は？

★★★ [レベルA]

・マグネシウム欠乏症、消化不良（制酸薬）、便秘、妊娠高血圧腎症、心室頻拍（トルサード デ ポン*）

★★☆ [レベルB]

・群発頭痛、片頭痛、月経前症候群、骨粗鬆症、妊娠中のこむらがえり、肥満の2型糖尿病、心臓の異常、高血圧、僧帽弁逸脱、高コレステロール血症、動脈疾患、冠動脈性心疾患の胸痛、腎臓結石、騒音による難聴、線維筋痛*（リンゴ酸との併用）、メタボリックシンドローム、がんによる神経痛、子宮摘出手術後の痛み、男性の脳卒中予防（食品からの摂取）、慢性閉塞性肺疾患

★★★ [レベルA] …効きます、またはおそらく効きます
★★☆ [レベルB] …効くと断言はできませんが、効果の可能性が科学的に示されています

★★★ [レベルC]
・運動持久力の改善

★★★ [データ不十分]
・注意欠陥多動性障害*、花粉症、不安、下肢静止不能症候群、高血圧、ライム病*、多発性硬化症*、線維筋痛*、早産、そのほかの症状

● 安全性は？

通常の食品として、あるいは推奨量*を守って適切に使用するなら、ほとんどの人に安全です。過剰に摂取すると下痢や高マグネシウム血症のような副作用が現れる場合があります。症状は悪心、嘔吐、心拍の異常、血圧の低下、錯乱などで、重篤化すると、呼吸が弱くなり、昏睡などを引き起こします。命に関わる危険もありますので、サプリメントからは必ず耐容上限量*（350mg）以下の摂取を守りましょう。なお、通常の食事からの摂取に対しては耐容上限量は設定されていません。

18歳以上の1日の摂取推奨量*は、男性340〜370mg、女性260〜290mgです。妊娠中の女性は「推奨量＋40mg」を付加してください。

心ブロック患者の方、腎臓障害のある方、感染症や炎症性大腸炎など胃腸障害を起こしている方は使用を避けてください。

● 一緒に飲む時は注意が必要な医薬品

抗生物質（アミノグリコシド系）：ミカチン、ゲンタマイシン、カナマイシン、ストレプトマイシン、トブラマイシン　など（筋肉の障害を引き起こすおそれがあります）

抗生物質（テトラサイクリン系）：デメクロサイクリン、ミノ

★★★ [レベルC] …効かない可能性が高いです、または効きません
★★★ [データ不十分] …現段階で結論づけることはできません。より多くの研究が必要です

サイクリン、テトラサイクリン　など（マグネシウムは胃の中でテトラサイクリンと結合し、テトラサイクリンの吸収量を減少させるおそれがあります）

抗生物質（キノロン系）： シプロフロキサシン、エノキサシン、ノルフロキサシン、スパルフロキサシン、トロバフロキサシン、グレパフロキサシン　など（キノロン系抗生物質の吸収量を減少させるおそれがあります）

骨吸収抑制薬： アレンドロネート、エチドロネート、リセドロネート、チルドロネート　など（これら医薬品の吸収量を減少させるおそれがあります）

血圧を下げる薬（降圧薬）： ニフェジピン、ベラパミル、ジルチアゼム、イスラジピン、フェロジピン、アムロジピン　など（血圧を下げすぎるおそれがあります）

骨格筋を弛緩させる薬： カリソプロドール、ピペクロニウム、オルフェナドリン、シクロベンザプリン、ガラミン、アトラクリウム、パンクロニウム、サクシニルコリン　など（これらの医薬品による副作用のリスクを高めるおそれがあります）

利尿薬： アミロリド、スピロノラクトン、トリアムテレン　など（利尿薬は、体内のマグネシウム量を増加させますので、体内のマグネシウム量が過剰になるおそれがあります）

マテ
[MATE]

●ほかの呼び名など：マテリーフ、マテ茶、イエルバ・マテ、エルバマテ　など

★★★　[レベルA] …効きます、またはおそらく効きます
★★☆　[レベルB] …効くと断言はできませんが、効果の可能性が科学的に示されています

南米原産の常緑樹で、原産地では葉や小枝を乾燥させたものをお茶代わりに飲用します。カルシウムやマグネシウム、鉄などのミネラルとポリフェノール*を多く含み、南米では「飲むサラダ」と呼ばれています。

● 効き目は？

★★★ [データ不十分]

・肥満、便秘、うつ、尿路感染症、心臓疾患、腎結石、膀胱結石、慢性疲労性症候群*、むくみ、頭痛、低血圧、そのほかの症状

● 安全性は？

　適量を短期に使用する場合には安全ですが、カフェインが含まれているため不眠、神経症、動揺、胃のもたれ、悪心、嘔吐、頻脈、過呼吸、血圧上昇、頭痛、耳鳴り、不整脈、カルシウム不足などの副作用を起こす危険があります。また、過剰摂取や長期使用においては、口腔がん、食道がん、喉頭がん、腎臓がん、膀胱がん、肺がんなど発がんのリスクを高めることがあります。とくに、たばこやお酒と併用しますと発がんのリスクは一層高くなります。妊娠中・授乳期の方や子どもは摂取しないでください。以下の症状や病気の方も使用してはいけません。アルコール依存症、不安障害、出血のある方、潰瘍など出血性の病気、心臓病、糖尿病、緑内障、高血圧、骨粗鬆症など

● 一緒に飲んではいけない医薬品

アンフェタミン（心拍数の増加や血圧の上昇などの重大な副作用を起こすおそれがあります）

シメチジン（イライラ感や頭痛、頻脈などといった副作用が現れるリスクが高くなると考えられます）

★★★ [レベルC] …効かない可能性が高いです、または効きません
★★★ [データ不十分] …現段階で結論づけることはできません。より多くの研究が必要です

ジスルフィラム（イライラ感や活動過多、神経過敏などの副作用が強く現れるおそれがあります）

エフェドリン（心臓の障害などの重大な副作用を引き起こすおそれがあります）　など

抗生物質（キノロン系）：シプロフロキサシン、エノキサシン、ノルフロキサシン、スパルフロキサシン、グレパフロキサシン　など（イライラ感や頭痛、頻脈などといったマテに含まれるカフェインの副作用が現れるリスクが高くなると考えられます）

抗うつ薬（MAO阻害薬）：フェネルジン、トラニルシプロミン　など（頻脈、高血圧、神経質など、深刻な副作用を起こすおそれがあります）

血糖値を下げる薬（糖尿病治療薬）：グリメピリド、グリブリド、インスリン、ピオグリタゾン、ロシグリタゾン、クロルプロパミド、グリピザイド、トルブタミド　など（マテは血糖値を上げて糖尿病治療薬の効果を弱めるおそれがあります）

血液を固まりにくくする薬（血液凝固抑制薬/抗血小板薬/抗血栓薬）：アスピリン、クロピドグレル、ジクロフェナク、イブプロフェン、ナプロキセン、ダルテパリン、エノキサパリン、ヘパリン、ワルファリン　など（あざ*や出血が生じる可能性が高くなると考えられます）

● 一緒に飲む時は注意が必要な医薬品

アルコール、フルコナゾール、メキシレチン、テルビナフィン　など（イライラ感や頭痛、頻脈などといったマテに含まれるカフェインの副作用が引き起こされるおそれがあります）

★★★［レベルA］…効きます、またはおそらく効きます
★★☆［レベルB］…効くと断言はできませんが、効果の可能性が科学的に示されています

経口避妊薬：エチニルエストラジオールとノルエチンドロンの混合薬など（イライラ感や頭痛、頻脈などといったマテに含まれるカフェインの副作用が引き起こされるおそれがあります）

併用してはいけない食品・サプリメント

ダイダイ

併用を避けるべき食品・サプリメント

クレアチン、ココア、コーヒー、コーラ、紅茶、ウーロン茶、ガラナ、アンゼリカ、クローブ、タンジン、ガーリック、ショウガ、イチョウ、朝鮮人参など

マリアアザミ
[MILK THISLE]

●ほかの呼び名など：ミルクシスル、オオアザミ、聖母アザミ、ヒレアザミ、レガロン、シリビン、シリマリン　など

地中海原産のキク科植物で初夏に紫色の花をつけます。日本へは江戸時代に園芸用として渡来したといわれています。ドイツでは、消化不良や肝臓の病気に使用が許可された薬用ハーブとして知られています。

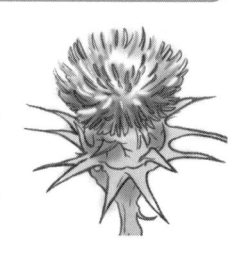

効き目は？

★★☆ [レベルB]

消化不良、糖尿病

★★★ [データ不十分]

胆嚢（のう）の病気、肝硬変、肝炎、毒物による肝障害、脾臓の病気、

★☆☆ [レベルC] …効かない可能性が高いです、または効きません
★★★ [データ不十分] …現段階で結論づけることはできません。より多くの研究が必要です

胸膜炎、マラリア、月経不順など

●安全性は？

適切に使用すればほぼ安全です。まれに、悪心、下痢、消化不良、お腹の張りやガス、腹痛や食欲不振などの副作用を起こすことがあります。ブタクサ、マリーゴールド、デイジーなどキク科の植物にアレルギーのある方は使用しないでください。また、妊娠中・授乳期、子宮内膜症、子宮筋腫、子宮がん、卵巣がん、乳がんの方も使用してはいけません。

●一緒に飲んではいけない医薬品

肝臓で代謝されやすい医薬品：アミトリプチリン、ジアゼパム、ジロートン、セレコキシブ、ジクロフェナク、フルバスタチン、グリピザイド、イブプロフェン、イルベサルタン、ロサルタン、フェニトイン、ピロキシカム、タモキシフェン、トルブタミド、トルセミド、ワルファリン、アセトアミノフェン、アトルバスタチン、ジゴキシン、エンタカポン、エストロゲン、イリノテカン、ラモトリジン、ロラゼパム、ロバスタチン、メプロバメート、モルヒネ、オキサゼパム　など（医薬品の作用が強く、または弱く現れる可能性があります）

マンガン
[MANGANESE]

●ほかの呼び名など：塩化マンガン、二酸化マンガン　など（元素記号はMn）

骨の形成やさまざまな代謝、抗酸化作用*に必要なミネラルで、インスリンの合成にも関与しています。穀類、豆類、ナッツな

★★★　[レベルA] …効きます、またはおそらく効きます
★★☆　[レベルB] …効くと断言はできませんが、効果の可能性が科学的に示されています

どに多く含まれていますが、お茶類からの摂取量が非常に多いと考えられています。普通の食事で不足することはあまりありません。

効き目は？

★★★ [レベルA]
・マンガン欠乏症

★★☆ [レベルB]
・骨粗鬆症（カルシウム、亜鉛、銅との併用）

★★★ [データ不十分]
・月経前症候群（カルシウムとの併用）、貧血、変形性関節症、そのほかの症状

安全性は？

マンガンは体内での必要量と耐容上限量*（11mg／日）の幅が非常にせまく、過剰に摂取すると中枢神経に作用して、振せん*、精神性疾患などパーキンソン病*のような症状を引き起こす場合があります。

また、肝障害などではマンガンが蓄積しやすく、耐容上限量内でも過剰症が起こるおそれがあります。18歳以上の1日目安量は男性4mg、女性3.5mgですが、耐容上限量はいずれも11mgです。体内で必要なミネラルですが、耐容上限量を守り、過剰摂取には十分な注意が必要です。骨や関節に関わるサプリメントで、主成分ではないのにマンガンが多く含まれている場合があります。

とくに海外のサプリメントを個人輸入などで使用する際には、成分表示ラベルをよく確認して過剰摂取にならないよう注意し

★☆☆ [レベルC] …効かない可能性が高いです、または効きません
★★★ [データ不十分] …現段階で結論づけることはできません。より多くの研究が必要です

てください。よくわからない時には、使用を控えるか、医師や薬剤師など専門家に相談しましょう。

子どもや肝臓病の方は医師の指示なく使用してはいけません。

●一緒に飲む時は注意が必要な医薬品

抗生物質（テトラサイクリン系）：デメクロサイクリン、ミノサイクリン、テトラサイクリン　など（マンガンは胃の中でテトラサイクリン系抗生物質と結合して、抗生物質の吸収量を減少させることがあります）

抗生物質（キノロン系）：シプロフロキサシン、エノキサシン、ノルフロキサシン、スパルフロキサシン、トロバフロキサシン、グレパフロキサシン　など（マンガンはキノロン系抗生物質の吸収量を減少させるおそれがあります）

メリロート

[MELILOT]

●ほかの呼び名など：スイートクローバー、セイヨウエビラハギ、シナガワハギ　など

正しくはセイヨウエビラハギという植物です。含まれているクマリンという成分が血液やリンパ液の流れをよくし、むくみや静脈瘤によいとされています。

●効き目は？

★★☆ [レベルB]

・足のけいれんや腫れなどの循環障害、静脈瘤

★★★ [レベルA] …効きます、またはおそらく効きます
★★☆ [レベルB] …効くと断言はできませんが、効果の可能性が科学的に示されています

★★★ [データ不十分]
・むくみ、痔、打撲傷、そのほかの症状

● 安全性は？

一般には安全です。大量に使用すると肝障害や出血性疾患を引き起こすことがあります。

妊娠中・授乳期の方や肝臓病の方は使用しないでください。

● 一緒に飲む時は注意が必要な医薬品

血液を固まりにくくする薬（血液凝固抑制薬／抗血小板薬／抗血栓薬）：アスピリン、イブプロフェン、ダルテパリン、ヘパリン、ワルファリン　など（併用により、あざ*や出血が生じる可能性が高くなると考えられます）

肝臓に有害な作用を示しやすい薬：アセトアミノフェン、アミオダロン、カルバマゼピン、イソニアチド、メトトレキサート、メチルドーパ、フルコナゾール、イトラコナゾール、エリスロマイシン、フェニトイン、ロバスタチン、プラバスタチン、シンバスタチン　など多数（併用により肝障害のリスクが高くなると考えられます）

ヨーグルト
[YOGURT]

● ほかの呼び名など：乳酸菌、プロバイオティクス、ブルガリア菌、サーモフィルス菌　など

ヨーグルトは乳を乳酸菌で発酵させた食品で、世界中に類似の発酵食品がみられます。現在、一般的に知られているのは、

★★☆ [レベルC] …効かない可能性が高いです、または効きません
★★★ [データ不十分] …現段階で結論づけることはできません。より多くの研究が必要です

19世紀末に長寿食品として世界中に広まったブルガリアのヨーグルトが原型です。

●効き目は？

★★☆ [レベルB]

・下痢、カンジダ腟炎の予防、乳糖不耐症、血清LDL-コレステロール*値の減少など

★☆☆ [レベルC]

・喘息

★★★ [データ不十分]

・細菌性腟炎、尿路感染症、大腸がん予防、胃や腸の潰瘍、日焼け防止など

●安全性は？

ほぼ安全な食品で副作用もとくに報告されていませんが、まれに腹部膨満感や下痢があるかもしれません。発酵過程や保存中に腐敗菌や病原菌が混入するおそれがあるので、製造や保存の過程がよく管理されたものをとるようにしてください。エイズ患者や臓器移植後など、免疫機能が低下している場合、ヨーグルトの大量摂取は危険です。免疫機能が低下していると思われる方は、摂取前に必ず医師の指示を仰いでください。

●一緒に飲んではいけない医薬品

抗生物質（テトラサイクリン系）：デメクロサイクリン、ミノサイクリン、テトラサイクリン　など（体内に吸収されるテトラサイクリンの量を減少させることがあります）

シプロフロキサシン（シプロフロキサシンの体内吸収量を低下させると考えられています）

★★★ [レベルA] …効きます、またはおそらく効きます
★★☆ [レベルB] …効くと断言はできませんが、効果の可能性が科学的に示されています

免疫抑制剤：アザチオプリン、バシリキシマブ、シクロスポリン、ダクリズマブ、ムロモナブ-CD3、ミコフェノール酸、タクロリムス、シロリムス、プレドニゾン、コルチコステロイドなど（免疫抑制薬の投与中に乳酸菌を摂取すると、病気になる危険が高まると考えられます）

葉酸
[FOLIC ACID]

●ほかの呼び名など：ビタミンB$_9$、ビタミンM、プテロイルグルタミン酸など

造血に関わるB群ビタミンでB$_{12}$（151ページ）と密接な関係があります。お酒の飲み過ぎや妊娠で欠乏しやすく、貧血のほか、胎児の神経系の発達に悪影響（神経管閉鎖障害）を与えたり、動脈硬化の原因にもなります。ホウレンソウから分離されたため葉酸と呼ばれています。

●効き目は？

★★★ [レベルA]

・葉酸欠乏症、血中ホモシステイン値の低下、胎児の神経管閉鎖障害予防

★★☆ [レベルB]

・結腸・すい臓・乳がんのリスク低減、白斑、加齢黄斑変性症*の予防（ビタミンB$_6$、B$_{12}$との併用）

★★★ [レベルC]

・冠動脈性心疾患の発作のリスク低減、脳卒中再発のリスク低

★★★ [レベルC] …効かない可能性が高いです、または効きません
★★★ [データ不十分] …現段階で結論づけることはできません。より多くの研究が必要です

減、慢性疲労性症候群*、脆弱X症候群*

★★★ [データ不十分]

・血管形成術後の血管の再閉塞予防、肝臓病、アルコール依存症、腎障害、アルツハイマー病*、流産の回避、子宮頸がんのリスク低減、不妊症、肺がん、下肢静止不能症候群、鎌状赤血球貧血*、潰瘍性大腸炎*、骨粗鬆症、そのほかの症状

●安全性は？

ほとんどの人には安全です。成人では1日に400μg以内であれば、副作用はほとんど起こりません。しかし、耐容上限量*の1,300～1,400μgを超えて使用してはいけません。多量に摂取すると、腹部のけいれん、下痢、湿疹、睡眠障害、かんしゃく、混乱、悪心、胃のもたれなどの副作用を起こすおそれがあります。また、ある研究では心臓病の発作リスクを高める可能性が、別の研究では高用量の使用でがんのリスクが高まる可能性が示されています。

18歳以上の1日推奨量*は、男女とも240μgです。授乳期は「推奨量+100μg」を、妊娠中は「推奨量+200μg」です。妊娠を計画している女性、または妊娠の可能性がある女性は、子どもの神経管閉鎖のリスク低減のために、付加的に400μg/日のプテロイルモノグルタミン酸を摂取しましょう。貧血、てんかんなどひきつけを起こす疾患、統合失調症などの精神性疾患、心臓病、がん等の方は医師の指示なく1日に400μg以上を使用してはいけません。

●一緒に飲む時は注意が必要な医薬品

ホスホフェニトイン（セレビックス）、メトトレキサート、フ

ェノバルビタール、フェニトイン、プリミドン、ピリメタミン（葉酸はこれらの効果を弱めるおそれがあります）

ヨウ素
[IODINE]

●ほかの呼び名など：ヨード、ポピドンヨード、ヨウ化カリウム　など（元素記号はI）

細胞におけるエネルギー代謝をコントロールする甲状腺ホルモンの構成成分で、発育や基礎代謝の維持などに不可欠な必須ミネラルです。1日の推奨量*は男女ともに130μgです。魚や海藻類に多く含まれるため、日本人で欠乏することはほとんどありません。

効き目は？

★★★ [レベルA]

・甲状腺機能亢進症に関連する疾患、放射性ヨウ素による急性被爆、ヨウ素欠乏症（日本人には非常にまれ）

★★☆ [レベルB]

・乳腺線維症、糖尿病に関連する足の潰瘍、がん化学療法による口内の痛み、腫脹の予防

★★★ [データ不十分]

・スポロトリクス菌による皮膚感染

安全性は？

用量を守り、適切に使用すればほとんどの人に安全のようです。ただし、過敏な人では、唇および顔の腫れ（血管浮腫）、

★☆☆ [レベルC] …効かない可能性が高いです、または効きません
★★★ [データ不十分] …現段階で結論づけることはできません。より多くの研究が必要です

ひどい出血やあざ、発熱、関節の痛み、リンパ節の肥大、じんましんなどのアレルギー反応や、生命に関わる重い症状が出る場合もあります。

過剰摂取や長期の使用では、金属味や歯および歯茎の痛み、口やのどのひりひり感、唾液分泌の増大、のどの炎症、胃のもたれ、下痢、摂食障害、うつ病、皮膚病など多くの副作用が懸念されます。

皮膚への直接塗布では、肌荒れ、しみ、アレルギー反応などの副作用が出るおそれがあります。

妊娠中・授乳期の方、甲状腺機能低下症、甲状腺肥大（甲状腺腫）、甲状腺の腫瘍など甲状腺に疾患のある方はヨウ素サプリメントを使用しないでください。

●一緒に飲んではいけない医薬品

甲状腺機能亢進症の治療薬：マンデル酸メテナミン、メチマゾール、ヨウ化カリウム　など（併用すると甲状腺の機能を抑制しすぎるおそれがあります）

●一緒に飲む時は注意が必要な医薬品

血圧を下げる薬（降圧薬）：ロサルタン、バルサルタン、イルベサルタン、カンデサルタン、テルミサルタン、エプロサルタン、カプトプリル、エナラプリル、リシノプリル、ラミプリル　など（併用すると体内のカリウムが過剰になるおそれがあります）

利尿薬：スピロノラクトン、トリアムテレン、アミロリド　など（体内のカリウムを過剰にするおそれがあります）

そのほか：アミオダロン（ヨウ素が過剰になり甲状腺に影響す

る副作用を起こすおそれがあります)

リチウム（甲状腺の機能が抑制されすぎるおそれがあります）

ラクトフェリン
[LACTOFERRIN]

●ほかの呼び名など：ラクトフェリンのラクトは乳、フェリンは鉄を意味しています。

人や動物の乳に含まれるたんぱく質で、鉄と結合して吸収をよくするといわれています。ヒトでは初乳にもっとも多く含まれ、抵抗力の弱い赤ちゃんを細菌などの感染から守るといわれています。

効き目は？

★★☆ [レベルB]

・C型肝炎

★★★ [データ不十分]

・ピロリ菌の感染、免疫系の活性化、老化の予防、腸内善玉菌の育成、鉄代謝の調節、抗菌作用、抗酸化作用*、そのほかの症状

安全性は？

乳製品など通常の食品に含まれる量なら安全です。サプリメントなどで摂取する場合も、3年程度までなら継続使用しても安全と考えられています。しかし、生化学的に合成されたヒト・ラクトフェリンの摂取は、下痢を引き起こす可能性がありますので、2週間程度にとどめるべきでしょう。

過剰に摂取した場合において、皮疹、食欲減退、疲労、寒気、

★☆☆ [レベルC] …効かない可能性が高いです、または効きません
★★★ [データ不十分] …現段階で結論づけることはできません。より多くの研究が必要です

便秘などの症状が報告されています。

妊娠中・授乳期の方は使用を避けたほうがよいでしょう。

●一緒に飲む時は注意が必要な医薬品

医薬品との相互作用は明らかではありません。医薬品を服用している方は、ご使用前に医師または薬剤師にご相談ください。

リコピン
[LYCOPENE]

●ほかの呼び名など：リコペン、カロテノイド　など

カロテノイドと呼ばれる植物の色素成分の一種で、トマトやスイカの赤い色のもととなります。抗酸化*力をもっていますので、美容や生活習慣病によいといわれています。

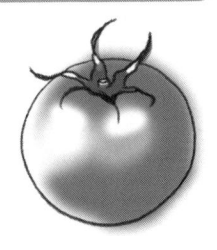

●効き目は？

★★★ [レベルC]

・糖尿病予防

★★★ [データ不十分]

・前立腺・乳房・膀胱・卵巣・すい臓・肺・結腸・直腸がんのリスク低減、心臓病のリスク低減、口腔白板症、加齢黄斑変性症*、運動誘発性喘息、ヒトパピローマウイルス（HPV）感染、白内障、アテローム性動脈硬化症予防、そのほかの症状

●安全性は？

食品に含まれる量なら一般的に安全です。しかし、サプリメ

★★★ [レベルA] …効きます、またはおそらく効きます
★★★ [レベルB] …効くと断言はできませんが、効果の可能性が科学的に示されています

ントのように抽出されたリコピンについては、その安全性について十分な情報が得られていません。

妊娠中・授乳期の方は、通常の食品以外からの摂取は控えるようにしましょう。

前立腺がんを悪化させることが示唆されていますので、前立腺がんの患者はリコピンの摂取を避けてください。

● 一緒に飲む時は注意が必要な医薬品

医薬品との相互作用は明らかではありません。医薬品を服用している方は、ご使用前に医師または薬剤師にご相談ください。

リボフラビン　参照　ビタミンB₂（148ページ）

緑茶
[GREEN TEA]

●ほかの呼び名など：グリーンティー、EGCG、エピガロカテキンガレートなど

紅茶やウーロン茶（23ページ）と違い発酵させないため、お茶の中では血中脂質を減らす茶カテキンがもっとも多く、テアニン、ポリフェノール*なども含んでいます。一方でカフェインも多く含むため、飲み過ぎには注意が必要です。

● 効き目は？

★★★ [レベルA]

・眠気覚まし

★★☆ [レベルC] …効かない可能性が高いです、または効きません
★★★ [データ不十分] …現段階で結論づけることはできません。より多くの研究が必要です

★★☆ [レベルB]
・高齢者の起立性低血圧予防、がんのリスク低減（膀胱がん、食道がん、卵巣がん、すい臓がん）、パーキンソン病*予防、高脂血症、子宮頸部形成異常（ヒトパピローマウイルス感染）、高齢者の食後低血圧

★☆☆ [レベルC]
・結腸がんのリスク低減

★★★ [データ不十分]
・高血圧、減量、心臓病・脳卒中のリスク低減、骨粗鬆症、2型糖尿病、乳・前立腺・肺・胃・皮膚・子宮頸がん・白血病のリスク低減、むし歯、歯肉炎、腎結石、下痢、慢性疲労性症候群*、そのほかの症状

● **安全性は？**

お茶はほとんどの成人に安全で、緑茶抽出物の使用も短期間であればほとんどの人に安全なようです。中には、胃のむかつきや便秘を生じる人もあるでしょう。

1日に5杯以上飲むと、お茶に含まれるカフェインのために副作用を生じる可能性があります。頭痛、緊張感、睡眠障害、嘔吐、下痢、刺激、不整脈、振せん*、胸やけ、めまい、耳鳴り、けいれん、意識混濁など軽いものから重度の副作用まで症状は多様です。

お茶のタンニンが食物からの鉄吸収を妨げる可能性もあります。妊娠中・授乳期の女性は少量（1日3杯以内）にとどめてください。過剰のカフェインは早産や出生時低体重を引き起こすことがあり、胎児にとって有害です。

★★★ [レベルA] …効きます、またはおそらく効きます
★★☆ [レベルB] …効くと断言はできませんが、効果の可能性が科学的に示されています

カフェインは、通常の食品からの摂取でとり過ぎがなければ、おそらく子どもにも安全でしょう。しかし、心臓病、肝臓病、重度の貧血、血圧の高い方は避けるべきです。少量の日常的摂取で血圧に影響することはあまりないようですが、緑茶のカフェインに慣れていないと血圧が上昇することがあります。

一緒に飲んではいけない医薬品

アンフェタミン（覚醒剤）、コカイン、エフェドリン（これらは神経を刺激する作用をもっていますので、併用しますと、血圧上昇、心拍数増加など緑茶の中のカフェインの副作用を起こすおそれがあります）

一緒に飲む時は注意が必要な医薬品

抗生物質（キノロン系）：シプロフロキサシン、エノキサシン、ノルフロキサシン、スパルフロキサシン、トロバフロキサシン、グレパフロキサシン　など（これらの抗生物質はカフェインの分解を抑制しますので、併用によりカフェインの副作用が現れるリスクが高くなるおそれがあります）

避妊薬：エチニルエストラジオール・レボノルゲストレル配合剤、エチニルエストラジオール・ノルエチステロン配合剤　など（避妊薬はカフェインの分解を抑制しますので、イライラ感や頭痛、頻脈などといったカフェインの副作用が引き起こされるおそれがあります）

エストロゲンを含む薬：エストロゲン、エチニルエストラジオール、エストラジオール　など（エストロゲンはカフェインの分解を抑制する可能性がありますので、イライラ感や頭痛、頻脈などといったカフェインの副作用を引き起こすおそれがあります）

★★★　[レベルC]　…効かない可能性が高いです、または効きません
★★★　[データ不十分]　…現段階で結論づけることはできません。より多くの研究が必要です

うつを改善する薬（MAO阻害薬）：フェネルジン、トラニルシプロミン　など（頻脈、高血圧、神経過敏など、重大な副作用を起こすおそれがあります）

血糖値を下げる薬（糖尿病治療薬）：グリメピリド、グリブリド、インスリン、ピオグリタゾン、ロシグリタゾン、クロルプロパミド、トルブタミド　など（カフェインは血糖値を上げる作用があると考えられていますので、血糖降下薬の効果を弱めるおそれがあると考えられます）

肝臓に有害な作用を示しやすい薬：アセトアミノフェン、アミオダロン、カルバマゼピン、イソニアジド、メトトレキサート、メチルドーパ、フルコナゾール、イトラコナゾール、エリスロマイシン、フェニトイン、ロバスタチン、プラバスタチン、シンバスタチン　など（これら医薬品と緑茶エキスを併用しますと、肝障害のリスクを高める可能性があります）

血液を固まりにくくする薬（血液凝固抑制薬/抗血小板薬/抗血栓薬）：アスピリン、ダルテパリン、ヘパリン、ワルファリン　など（緑茶は血液凝固を抑制する作用があると考えられていますので、併用しますとあざ*や出血が生じる可能性が高くなると考えられます）

そのほか：ニコチン、メキシレチン、テルビナフィン、ベラパミル、シメチジン、ジスルフィラム、フルコナゾール（カフェインの副作用が強く出るおそれがあります）、ペントバルビタール（効果を抑制する可能性があります）、リルゾール、テオフィリン、クロザピン、リチウム（それぞれの医薬品の副作用が現れると考えられます）

コメント

カフェインは、緑茶（せん茶）には20mg/100mℓ（参考：コーヒー60mg/100mℓ、インスタントコーヒー57mg/100mℓ、紅茶30mg/100mℓ）含まれています。カナダ、オーストラリアなどの諸外国では、カフェインの悪影響のない最大摂取量を成人400mg/日、子ども2.5mg/kg体重、妊婦200〜300mg/日としています。日本人は日常的に緑茶を摂取していますので、緑茶そのものよりも、すべての飲み物からのカフェイン総摂取量に留意すべきです。

ルイボスティー
[RED BUSH TEA]

●ほかの呼び名など：レッドブッシュティー、アスパラサス・リネアリス　など

南アフリカに自生する「ルイボス」という植物の葉を発酵させた赤いお茶で、「ルイ＝赤い」、「ボス＝潅木」を意味します。カフェインを含まず、アレルギーや美容によいといわれています。

効き目は？

★★★ [データ不十分]

・HIV（エイズウィルス）感染予防*、がんのリスク低減、脳の老化防止、そのほかの症状

安全性は？

お茶として飲用する場合は、ほとんどの人に安全なようです。

★★★ [レベルC] …効かない可能性が高いです、または効きません
★★★ [データ不十分] …現段階で結論づけることはできません。より多くの研究が必要です

過剰に摂取した場合の安全性については、十分情報が得られていないため不明です。

妊娠中・授乳期の方は使用を避けたほうがよいでしょう。

●一緒に飲む時は注意が必要な医薬品

医薬品との相互作用は明らかではありません。医薬品を服用している方は、ご使用前に医師または薬剤師にご相談ください。

ルチン
[RUTIN]

●ほかの呼び名など：そばポリフェノール、フラボノイド　など

ポリフェノール*の一種で、ケルセチンやヘスペリジン（175ページ）などほかのフラボノイドとともにビタミンPとも呼ばれます。血管を丈夫にして血圧を正常に保つ、といわれています。そばに多く含まれていますが、水溶性のため、そば湯に多く溶け出しています。

●効き目は？

★★☆ [レベルB]

・変形性関節症（トリプシン、ブロメラインとの併用）

★★★ [データ不十分]

・血管疾患、静脈瘤、がん治療による口内潰瘍の予防、出血、痔核、そのほかの症状

●安全性は？

果物や野菜、そばなど食品に含まれる量を摂取するなら安全です。サプリメントなど通常食品に含まれる以上の量では、頭

★★★ [レベルA] …効きます、またはおそらく効きます
★★☆ [レベルB] …効くと断言はできませんが、効果の可能性が科学的に示されています

痛、ほてり、皮疹、胃のむかつき、胃の閉塞などを引き起こす可能性があります。

また、ルチンなどのフラボノイドが胃の閉塞や胃がんを引き起こす原因となり得るという懸念もあります。

妊娠中・授乳期の方はサプリメントの使用を避けたほうがよいでしょう。

● 一緒に飲む時は注意が必要な医薬品

医薬品との相互作用は明らかではありません。医薬品を服用している方は、ご使用前に医師または薬剤師にご相談ください。

ルテイン
[LUTEIN]

● ほかの呼び名など：キサントフィル、ゼアキサンチン　など

色素成分カロテノイドの一種で、光を吸収する働きがあります。人体では網膜にもっとも多く存在し、有害な光線から網膜を守っていると考えられています。食品ではブロッコリーやホウレンソウ、ケールなどに豊富です。

● 効き目は？

★★☆ [レベルB]

・以下の各症状への適用はサプリメントではなく、通常の食品からのルテイン摂取が推奨されます。加齢黄斑変性症*、白内障予防、結腸・直腸がんのリスク低減

★☆☆ [レベルC]

・2型糖尿病のリスク低減、心臓病のリスク低減

★☆☆ [レベルC] …効かない可能性が高いです、または効きません
★★★ [データ不十分] …現段階で結論づけることはできません。より多くの研究が必要です

★★★ [データ不十分]

・網膜色素変性*、結腸・乳がんのリスク低減（食事からの摂取）、そのほかの症状

●安全性は？

ほとんどの人に安全です。妊娠中・授乳期の方はサプリメントなどによるとり過ぎに注意してください。

●一緒に飲む時は注意が必要な医薬品

医薬品との相互作用は明らかではありません。医薬品を服用している方は、ご使用前に医師または薬剤師にご相談ください。

霊芝
[TRISHI MUSHROOM]

●ほかの呼び名など：マンネンタケ、赤芝、紫芝　など

中国では約2000年前から、皇帝に献上される漢方生薬として用いられてきたマンネンタケ科のキノコです。漢方の中では上薬*（中国の神農本草経：生命を養う。疾病の予防薬。不老長寿の薬）に分類され、赤、紫、黒、青、白、黄の6種が知られています。

●効き目は？

★★★ [データ不十分]

・高血圧、高コレステロール血症、ウイルス性感染症、腫瘍、前立腺がん、炎症、心臓病、喘息、気管支炎、腎臓病、肝臓病、エイズ、高山病、慢性疲労性症候群*、不眠症、胃潰瘍、帯状疱疹など

★★★ [レベルA] …効きます、またはおそらく効きます
★★☆ [レベルB] …効くと断言はできませんが、効果の可能性が科学的に示されています

● **安全性は？**

一般的には安全ですが、長期に使用すると口やのど、鼻の乾きやかゆみ、胃のむかつき、鼻血、血便などの副作用を起こすことがあります。また、胞子を吸い込んでアレルギー症状を起こすことがあります。妊娠中・授乳期の方は使用を控えてください。低血圧、血小板減少症の方も使用を避けてください。

● **一緒に飲んではいけない医薬品**

血液を固まりにくくする薬（血液凝固抑制薬／抗血小板薬／抗血栓薬）：アスピリン、クロピドグレル、ジクロフェナク、イブプロフェン、ナプロキセン、ダルテパリン、エノキサパリン、ヘパリン、ワルファリンなど（あざ*や出血が生じる可能性が高くなると考えられます）

血圧を下げる薬（降圧薬）：カプトプリル、エナラプリル、ロサルタン、バルサルタン、ジルチアゼム、アムロジピン、ヒドロクロロチアジド、フロセミドなど（血圧が下がりすぎてしまうおそれがあります）

● **併用を避けるべき食品・サプリメント**

アンドログラフィス、カゼイン・ペプチド、キャッツクロー、コエンザイムQ-10、魚油、L-アルギニン、クコ属、イラクサ、テアニン、アンゼリカ、アニス、アルニカ、クローブ、タンジン、ガーリック、ショウガ、イチョウ、朝鮮人参、セイヨウトチノキ、レッドクローバー、ウコン　など

★★★ [レベルC] …効かない可能性が高いです、または効きません
★★★ [データ不十分] …現段階で結論づけることはできません。より多くの研究が必要です

レシチン

[LECITHIN]

●ほかの呼び名など：大豆レシチン、卵黄レシチン　など

本来は細胞膜を構成するリン脂質、ホスファチジルコリンの別名ですが、食品としてはほかのリン脂質（ホスファチジルエタノールアミンなど）も含んだ状態でレシチンと呼ばれています。卵黄と大豆に豊富で、血中脂質を低下させるといわれていますが・・・。

効き目は？

★★☆ [レベルB]

・肝臓疾患（経静脈栄養の人）

★☆☆ [レベルC]

・胆嚢(のう)疾患、高コレステロール血症、認知症*、アルツハイマー病*

☆☆☆ [データ不十分]

・双極性障害*、乾燥皮膚、運動機能、遅発性ジスキネジー、不安、湿疹、そのほかの症状

安全性は？

ほとんどの人に安全なようです。下痢、悪心、腹部痛、膨満感などの副作用を引き起こす可能性があります。

妊娠中・授乳期の方はサプリメントでの摂取は避けてください。

一緒に飲む時は注意が必要な医薬品

医薬品との相互作用は明らかではありません。医薬品を服用している方は、ご使用前に医師または薬剤師にご相談ください。

★★★ [レベルA] …効きます、またはおそらく効きます
★★☆ [レベルB] …効くと断言はできませんが、効果の可能性が科学的に示されています

レッドクローバー

[RED CLOVER]

●ほかの呼び名など：アカツメクサ、ムラサキツメクサ、フィトエストロゲン　など

クローバー（シロツメクサ）の仲間ですが、葉はクローバーより細長く、花は紫がかったピンク色です。女性ホルモンと似た働きをする成分を含んでおり、更年期症状によいといわれていますが・・・。

効き目は？

★★★ [レベルC]

・閉経後の高コレステロール血症、更年期障害のほてり、子宮内膜がんのリスク低減

★★★ [データ不十分]

・女性の骨粗鬆症予防、男性の夜間頻尿など良性前立腺肥大症の予防、がんのリスク低減、消化不良、肺疾患（咳、気管支炎、喘息）、周期性の胸部痛、性感染症、月経前症候群、皮膚がん、火傷、湿疹、乾癬*、そのほかの症状

安全性は？

ほとんどの人に安全なようですが、人によっては、湿疹、筋肉痛、頭痛、悪心、腟からの出血などが起こる場合もあります。

妊娠中・授乳期の女性（皮膚塗布も含む）、出血性疾患、乳がん、子宮がん、卵巣がん、子宮内膜症、子宮筋腫、プロテインS欠乏症*の方は使用しないでください。

★★★ [レベルC] …効かない可能性が高いです、または効きません
★★★ [データ不十分] …現段階で結論づけることはできません。より多くの研究が必要です

●一緒に飲む時は注意が必要な医薬品

避妊薬：エチニルエストラジオール・レボノルゲストレル配合剤、エチニルエストラジオール・ノルエチステロン配合剤　など（併用しますと、避妊薬の効果を弱めることがあります）

エストロゲンを含む薬：エストロゲン、エチニルエストラジオール、エストラジオール　など（レッドクローバーと併用しますと、エストロゲンの効果を弱くすることがあります）

肝臓で代謝されやすい薬：アミトリプチリン、ハロペリドール、オンダンセトロン、プロプラノロール、テオフィリン、ベラパミル、オメプラゾール、ランソプラゾール、パントプラゾール ジアゼパム、カリソプロドル、ネルフィナビル、ジクロフェナク、イブプロフェン、メロキシカム、ピロキシカム、セレコキシブ、グリピザイド、ロサルタン、ロバスタチン、ケトコナゾール、イトラコナゾール、フェキソフェナジン、トリアゾラム　など（レッドクローバーは、これら医薬品の代謝を抑制することがあります。併用しますと、医薬品の副作用を重くするおそれがあります）

血液を固まりにくくする薬（血液凝固抑制薬／抗血小板薬／抗血栓薬）：アスピリン、ダルテパリン、ヘパリン、ワルファリン　など（レッドクローバーを多量に摂取すると、血液凝固を抑制することがあります。併用しますと、あざ*や出血を生じる可能性が高まります）

そのほか：タモキシフェン（Nolvadex）（この医薬品の効果を弱めるおそれがあります）

★★★［レベル A］…効きます、またはおそらく効きます
★★☆［レベル B］…効くと断言はできませんが、効果の可能性が科学的に示されています

ローヤルゼリー

[ROYAL JELLY]

●ほかの呼び名など：ロイヤルゼリー、王乳　など

働きバチが分泌する乳白色の液体で、女王バチのエサとなります。働きバチは花のみつや花粉をエサとしますが、女王バチはローヤルゼリーだけをエサとしており、その寿命は働きバチの数十倍にもなるそうです。

効き目は？

★★★ [データ不十分]

・高コレステロール血症、喘息、花粉症、肝疾患、すい臓炎、不眠症、月経前症候群、胃潰瘍、腎臓病、骨折、皮膚疾患、脱毛、免疫の向上、そのほかの症状

安全性は？

ほとんどの人に安全なようです。ただし、喘息やアトピーなどアレルギーのある人では、アレルギー反応を引き起こす可能性が高く、喘息発作やアナフィラキシーと呼ばれるショック症状を招いて死に至ることもあります。

ほかには、胃痛に伴う結腸からの出血で血の混じった下痢を生じた例があります。皮膚への直接使用では、皮膚の炎症やアレルギー性の皮疹などが報告されています。

妊娠中・授乳期の方、皮膚に炎症がある時、喘息やアトピーなどアレルギー体質の方は使用してはいけません。

一緒に飲む時は注意が必要な医薬品

ワルファリン（併用しますと、あざ*や出血の発症リスクが高

★★★ [レベルC] …効かない可能性が高いです、または効きません
★★★ [データ不十分] …現段階で結論づけることはできません。より多くの研究が必要です

くなることがあります)

★★★ [レベルA] …効きます、またはおそらく効きます
★★☆ [レベルB] …効くと断言はできませんが、効果の可能性が科学的に示されています

安心して飲みたい人のための
健康食品ガイド　　　付　録

医薬品との相互作用があるおもな健康食品・サプリメント

このほかにも相互作用のあるものがあります。詳しくは、各項目を参照してください。

医薬品の種類	相互作用のあるサプリメント・健康食品
HIV（エイズウイルス）感染症の治療薬	セント・ジョンズ・ワート、にんにく、ビタミンC
P糖蛋白により排出されやすい薬	セント・ジョンズ・ワート
アルツハイマー治療薬	ホスファチジルセリン
うつを改善する薬	ウーロン茶、カフェイン、セント・ジョンズ・ワート、大豆、朝鮮人参、ビール酵母、マテ、緑茶
エストロゲン	アルファルファ、ノコギリヤシ
エストロゲンを含む薬	アセロラ、ウーロン茶、カフェイン、カルシウム、クズ、緑茶、レッドクローバー
てんかん発作の可能性を高める薬（麻酔薬、不整脈治療薬、抗生物質、うつを改善する薬、抗ヒスタミン剤、免疫機能を抑える薬、メチルフェニデート、テオフィリン　など）	イチョウ葉
てんかん発作予防薬（抗けいれん薬）	グルタミン、セージ
ワルファリン	ローヤルゼリー
胃酸分泌抑制薬（H₂受容体遮断薬）	デビルズクロー

医薬品の種類	相互作用のあるサプリメント・健康食品
胃酸分泌抑制薬（プロトンポンプ阻害薬）	デビルズクロー
冠動脈への血流を増やす薬	アルギニン
肝臓で代謝されやすい医薬品	イチョウ葉、エキナセア、エゾウコギ、クコ属、グレープフルーツ、ザクロ、スルフォラファン、セント・ジョンズ・ワート、朝鮮人参、にんにく、ビタミンE、ブラックコホシュ、紅麹、ボラージ、マリアアザミ、レッドクローバー
肝臓で分解されやすい医薬品（CYP2C19、CYP2C9、CYP3A4）	デビルズクロー
肝臓に有害な作用を示しやすい薬	ビタミンA、ブラックコホシュ、紅麹、メリロート、緑茶
経口避妊薬	アルファルファ、マテ
経口薬（飲み薬）全般	寒天、米ぬか
血液凝固抑制（抗凝固薬/抗血小板薬/抗血栓薬、ワルファリンを含みます）	アセロラ、イチョウ葉、ウーロン茶、ウコン、コエンザイムQ-10、セイヨウトチノキ、タイム、ノコギリヤシ、ビルベリー
血清コレステロール値を下げる医薬品	グレープフルーツ、セレン、ナイアシン、ビタミンC、ビタミンE、β-カロテン、紅麹
血糖値を下げる薬	アガリクス茸、α-リポ酸、分岐鎖アミノ酸
光への過敏性を高める薬	セント・ジョンズ・ワート
口渇作用のある薬（抗コリン薬）	ホスファチジルセリン
抗がん薬	亜鉛、α-リポ酸、コエンザイムQ-10、ビタミンC、ビタミンE
抗コリン薬	ヒヨス
抗生物質	大豆、乳酸菌、ビフィズス菌
抗生物質（アミノグリコシド系）	マグネシウム

医薬品の種類	相互作用のあるサプリメント・健康食品
抗生物質（キノロン系）	亜鉛、ウーロン茶、カフェイン、カルシウム、スイートオレンジ、鉄、ホエイプロテイン、マグネシウム、マテ、マンガン、緑茶
抗生物質（テトラサイクリン系）	亜鉛、カルシウム、鉄、ビタミンA、ホエイプロテイン、マグネシウム、マンガン、ヨーグルト
甲状腺ホルモンを含む薬	鉄、紅麹
甲状腺機能亢進症の治療薬	ヨウ素
高血圧治療薬（カルシウムチャネル遮断薬、カルシウム拮抗薬）	グレープフルーツ、ショウガ
高血圧治療薬（ACE阻害薬、アンジオテンシンⅡ受容体拮抗薬）	カリウム
高血圧治療薬（血圧を下げる薬）	ステビア、デビルズクロー、霊芝、アセロラ、アルギニン、エイコサペンタエン酸、カルシウム、クコ属、コエンザイムQ-10、ザクロ、唐辛子、ドコサヘキサエン酸、マグネシウム、ヨウ素
骨格筋を弛緩させる薬	マグネシウム
骨吸収抑制薬（骨粗鬆症の薬）	カルシウム、鉄、マグネシウム
真菌感染症の治療薬	ビール酵母
神経を興奮させる薬	カフェイン、朝鮮人参
制酸薬	デビルズクロー
鎮静薬	エゾウコギ
鎮静薬（バルビツール酸系）	セント・ジョンズ・ワート
鎮静薬（ベンゾジアゼピン系薬）	グレープフルーツ
鎮静薬（中枢神経抑制薬）	セージ

医薬品の種類	相互作用のあるサプリメント・健康食品
糖尿病治療薬	グアーガム、クロム、ステビア、セージ、セイヨウトチノキ、デビルズクロー、ビルベリー、マテ
日光への過敏性を高める医薬品	アルファルファ、セント・ジョンズ・ワート
皮膚疾患治療薬（レチノイド）	ビタミンA
避妊薬	ウーロン茶、カフェイン、クズ、セント・ジョンズ・ワート、にんにく、ノコギリヤシ、緑茶、レッドクローバー
非ステロイド性抗炎症薬	クロム、ボラージ
片頭痛の治療薬	セント・ジョンズ・ワート
麻薬性鎮痛薬	セント・ジョンズ・ワート
免疫機能を抑える医薬品（免疫抑制薬）	アルファルファ、エキナセア、クロレラ、スピルリナ、朝鮮人参、乳酸菌、冬虫夏草、ヨーグルト
利尿薬	亜鉛、センナ、ビタミンD
利尿薬（カリウム保持性の利尿薬）	カリウム
利尿薬（チアジド系）	イチョウ葉、カルシウム
緑内障、アルツハイマー病などに用いられるコリン作動薬	ホスファチジルセリン

症状別 健康食品・サプリメントの効き目一覧

AIDS（エイズ）の下痢消耗症候群
　[C] 亜鉛
HIV（エイズウイルス）感染症
　[C] セント・ジョンズ・ワート
　　HIV（エイズウイルス）感染症患者の免疫システム改善
　　　[B] コエンザイムQ-10
　　HIV（エイズウイルス）感染症による痛み
　　　[C] 唐辛子
　　HIV（エイズウイルス）感染症による体重減少
　　　[B] ホエイプロテイン
　　　[C] 中鎖脂肪酸
　HIV/エイズ感染母体胎児の成長
　　[C] 亜鉛
　妊娠・出産・授乳によるHIV/エイズの予防
　　[C] ビタミンA
　HIV/エイズに関連する脳障害
　　[C] α-リポ酸
IgA腎症
　[B] 魚油
LDL-コレステロールの低下（高LDL-コレステロール血症：226ページ）
　[A] オート麦
　[B] 紅花
　[B] ヨーグルト
L-カルニチン欠乏症
　[A] カルニチン
亜鉛欠乏
　[A] 亜鉛
亜鉛不足による鎌状赤血球貧血
　[B] 亜鉛
亜鉛不足による筋けいれん予防
　[B] 亜鉛
悪性貧血の治療
　[A] ビタミンB_{12}
足の痛みや疲労
　[B] セイヨウトチノキ
足の潰瘍
　[B] 亜鉛
足のけいれんや腫れなどの循環障害
　[B] メリロート
アセトアミノフェン中毒
　[A] N-アセチルシステイン
アテローム性動脈硬化
　[B] 魚油、ナイアシン、にんにく
　[C] ビタミンE
　アテローム性動脈硬化予防
　　[B] ビタミンC
　アテローム性動脈硬化リスク低減
　　[B] α-リノレン酸
アトピー性皮膚炎
　[B] 米ぬか
　[C] ボラージ
アルコール性肝臓疾患
　[C] α-リポ酸
アルツハイマー病
　[B] イチョウ葉、セージ、ホスファチジルセリン
　[C] イノシトール、N-アセチルシステ

[A] =★★★ [レベルA] …効きます、またはおそらく効きます
[B] =★★☆ [レベルB] …効くと断言はできませんが、効果の可能性が科学的に示されています
[C] =★☆☆ [レベルC] …効かない可能性が高いです、または効きません

イン、ビタミンB₆、ビタミンC、β-カロテン、レシチン

アルツハイマー病の記憶力喪失の進行を食い止める
[B] ビタミンE

アルツハイマー病予防およびリスク低減
[C] β-カロテン

アルツハイマー病リスク低減
[B] ナイアシン

アレルギー性の皮疹
[C] 魚油

胃潰瘍
[C] 魚油

胃潰瘍予防
[B] 亜鉛

胃がんのリスク低減（予防）
[B] オート麦、米ぬか、フスマ

胃症状（嘔吐、悪心、腸内ガス、痛み）
[B] アーティチョーク

胃もたれ（抗生物質による）の予防
[B] ビフィズス菌

インフルエンザ予防
[B] 朝鮮人参
[C] 亜鉛

ウィルソン病（銅蓄積症）
[A] 亜鉛

ウェルニッケ・コルサコフ症候群
[A] ビタミンB₁

うっ血性心不全
[B] アルギニン

うつ病
[C] イノシトール、ドコサヘキサエン酸

うつ病（軽度〜中等度）
[A] セント・ジョンズ・ワート

うつを改善する薬に関連した性的問題
[C] イチョウ葉

運動機能の改善
[C] カルニチン、グルタミン

運動後の筋肉痛
[C] 大豆

運動持久力の改善
[C] マグネシウム

運動中の筋肉疲労
[B] 分岐鎖アミノ酸

運動による筋肉痛の予防
[C] 魚油

運動能力の改善
[B] ホエイプロテイン
[C] コエンザイムQ-10

運動能力の向上
[B] カフェイン
[C] 朝鮮人参、分岐鎖アミノ酸

運動誘発性の喘息発作予防
[B] β-カロテン

栄養状態の悪い母親の胎児や乳児の死亡を防ぐ
[C] ビタミンA

栄養不良児童の下痢
[A] 亜鉛

栄養不良児童のビタミンA増加
[B] 亜鉛

栄養不良児童のマラリア
[C] 亜鉛

栄養不良女性における妊娠中と産後の健康問題
[B] ビタミンA

壊死性腸炎
[B] ビフィズス菌

[A] ＝★★★ [レベルA] …効きます、またはおそらく効きます
[B] ＝★★☆ [レベルB] …効くと断言はできませんが、効果の可能性が科学的に示されています
[C] ＝★☆☆ [レベルC] …効かない可能性が高いです、または効きません

炎症性腸疾患
　[C] 亜鉛
壊血病
　[A] ビタミンC
　壊血病予防
　[A] アセロラ
潰瘍性大腸炎
　[B] 乳酸菌、ビフィズス菌
　潰瘍性大腸炎の再発
　[B] サイリウム
顎関節関節炎
　[B] グルコサミン（硫酸塩）
覚醒
　[A] カフェイン
かぜ（普通感冒）
　[B] エゾウコギ
　[B] ビタミンC
　かぜの早期回復
　[B] 亜鉛
　かぜ（初期の）治療
　[B] エキナセア
　かぜ予防
　[B] 朝鮮人参
　[C] ビタミンC
蚊の刺され予防
　[A] 大豆油（皮膚に塗布）
過敏性大腸炎
　[B] ビフィズス菌
過敏性腸症候群
　[B] グアーガム、サイリウム、乳酸菌、フスマ
　[C] セント・ジョンズ・ワート
カルシウム不足
　[A] カルシウム
加齢黄斑変性症
　[A] ビタミンB_{12}

　[B] ビタミンB_6、魚油、β-カロテン、ルテイン
　加齢黄斑変性症の予防
　[B] ドコサヘキサエン酸、葉酸
　[C] エイコサペンタエン酸
加齢性の記憶障害
　[C] コリン
がん（結腸、前立腺、直腸、胃）のリスク低減
　[B] にんにく
がん化学療法による口内の痛み
　[B] ヨウ素
間欠性跛行
　[C] 魚油、ビタミンE
カンジダ腟炎の予防
　[B] ヨーグルト
環状肉芽腫（皮膚への塗布）
　[B] ビタミンE
関節炎
　[C] 亜鉛
関節痛
　[A] 唐辛子（皮膚への塗布）
関節リウマチ
　[C] アマニ油、セレン
乾癬
　[B] エイコサペンタエン酸、魚油、アロエ、ドコサヘキサエン酸
　[C] 亜鉛
肝臓病
　[C] 魚油
　肝臓疾患（経静脈栄養の人）
　[B] レシチン
冠動脈性心疾患（心筋梗塞や狭心症）
　[B] エイコサペンタエン酸
　冠動脈性心疾患の死亡率を低下
　[B] ドコサヘキサエン酸

[A]　=★★★[レベルA]　…効きます、またはおそらく効きます
[B]　=★★☆[レベルB]　…効くと断言はできませんが、効果の可能性が科学的に示されています
[C]　=★☆☆[レベルC]　…効かない可能性が高いです、または効きません

冠動脈性心疾患の発作のリスク低減
[C] 葉酸
冠動脈性心疾患の胸痛
[B] マグネシウム
冠動脈バイパス手術成功率アップ
[B] 魚油
がんによる神経痛
[B] マグネシウム
がんのリスク低減
[B] ビタミンD、緑茶
肝斑
[B] α-ヒドロキシ酸
がん予防
[B] 朝鮮人参
気管支炎
[C] ビタミンC
気管支炎予防（喫煙者）
[B] β-カロテン
喫煙者の口内の痛み
[C] ビタミンE
喫煙者（男性）の脳卒中予防およびリスクの低減
[C] β-カロテン
喫煙者の肺がん予防（リスクの低減）
[B] ビタミンB$_6$
[C] β-カロテン
気分の高揚
[C] 朝鮮人参
境界性パーソナリティ（人格）障害
[B] エイコサペンタエン酸（EPA）
狭心症
[B] N-アセチルシステイン
[C] ビタミンE
協調運動発達障害
[B] 魚油
牛乳アレルギーの幼児
[B] 乳酸菌
強迫神経症
[B] イノシトール
拒食症など摂食障害におけるうつ症状緩和と体重増加の促進
[B] 亜鉛
筋委縮性側索硬化症（ASL）
[C] N-アセチルシステイン
筋ジストロフィー
[B] コエンザイムQ-10
[C] ビタミンE
口が乾燥する場合に唾液の代わりをするものとして使用
[B] キサンタンガム
口の炎症や痛み
[B] プロポリス
くる病
[A] ビタミンD
クローン病
[C] グルタミン、乳酸菌
群発頭痛
[B] マグネシウム
血圧の低下
[B] オリーブオイル、カルシウム
血圧調節
[B] フスマ
血液および皮膚がん予防（リスクの低減）
[C] β-カロテン
血液透析患者の貧血
[C] ビタミンE
血液透析を受けている高齢者の食欲減退や栄養状態の改善
[B] 分岐鎖アミノ酸
結核
[B] 植物ステロール

月経困難
　[B] 魚油
月経困難症（十代の）
　[B] ビタミンE
月経前症候群
　[A] カルシウム
　[B] イチョウ葉、ビール酵母、ビタミンB6、ビタミンE、マグネシウム
血清コレステロール値の低下（高コレステロール血症）
　[A] オート麦、サイリウム
　[B] オリーブオイル
結節性痒疹に適用
　[B] 唐辛子
血中鉛濃度低下
　[B] ビタミンC
　[C] カルシウム
血中ホモシステイン値の低下（高ホモシステイン血症：227ページ）
　[A] ビタミンB12
　[A] 葉酸
　[B] N-アセチルシステイン
血中ホモシステイン値の上昇の抑制
　[A] ビタミンB6
結腸・すい臓・乳がんのリスク低減
　[B] 葉酸
結腸・直腸がん
　[C] サメ軟骨、ビタミンE
結腸・直腸がんのリスク低減
　[B] カルシウム、共役リノール酸、ルテイン
　[C] 米ぬか
結腸がんのリスク低減
　[C] オート麦、緑茶
血流不足による歩行時の下肢痛
　[B] イチョウ葉

下痢
　[B] サイリウム、ヨーグルト
下痢（入院患者の）の予防
　[B] 乳酸菌
減量
　[C] ガルシニア、キトサン、グアーガム
高LDL-コレステロール血症（LDL-コレステロールの低下：222ページ）
　[B] グアーガム
降圧薬であるACE阻害薬の副作用による咳
　[B] 鉄
高カルシウム尿症
　[B] カリウム
高カルシウム血症の腎臓結石予防
　[B] 米ぬか
口腔・乳がんのリスク低減
　[B] ビタミンC
口腔白斑症
　[B] β-カロテン
高血圧
　[B] α-リノレン酸、カリウム、魚油、サイリウム、にんにく、ビタミンC、マグネシウム
　[C] エイコサペンタエン酸、オート麦、ビタミンD、ビタミンE
高血圧性網膜症
　[B] ビルベリー
高血圧予防
　[B] ウーロン茶、スイートオレンジ
高コレステロール血症（血清コレステロール値の低下）
　[A] 植物ステロール、ナイアシン、紅麹
　[B] アーティチョーク、アルファルフ

[A] ＝★★★［レベルA］…効きます、またはおそらく効きます
[B] ＝★★☆［レベルB］…効くと断言はできませんが、効果の可能性が科学的に示されています
[C] ＝★☆☆［レベルC］…効かない可能性が高いです、または効きません

ァ、カルシウム、魚油、米ぬか、大豆、マグネシウム
[C] レシチン

高山病予防
[C] イチョウ葉

高脂血症
[B] 緑茶
[C] アマニ油

甲状腺がん
[C] β-カロテン

甲状腺がんリスク低減（予防）
[C] β-カロテン

甲状腺機能亢進症に関連する疾患
[A] ヨウ素

甲状腺機能亢進症の症状改善
[B] カルニチン

抗生物質による子どもの下痢
[B] 乳酸菌

抗生物質服薬後の膣カンジタ症
[C] 乳酸菌

抗精神病薬治療による運動障害（遅発性ジスキネジア）の改善
[B] 分岐鎖アミノ酸

高中性脂肪血症（高トリグリセリド血症）
[A] 紅麹
[A] 魚油

口内の痛み（ゲルを塗布した場合）
[A] ヒアルロン酸

更年期障害
[B] セント・ジョンズ・ワート

更年期障害のほてり
[B] エイコサペンタエン酸（EPA）
[B] 大豆
[B] ブラックコホシュ
[C] レッドクローバー

紅斑
[B] ビタミンC

高ホモシステイン血症
[A] ビタミンB_{12}（ビタミンB群として）

高齢者の起立性低血圧（立ちくらみ）予防
[B] カフェイン
[B] 緑茶

高齢者の筋力改善
[C] ビタミンD

高齢者の思考や記憶力の改善
[C] ビタミンB_6、ビタミンB_{12}

高齢者の食後低血圧
[B] 緑茶

高齢者の身体能力と体力の向上
[B] ビタミンC、ビタミンE、β-カロテン

高齢者の転倒予防
[A] ビタミンD

高齢者の認知症予防
[B] ビタミンE、ホスファチジルセリン

高齢者の肺感染症
[C] ビタミンE

高齢者の歯の喪失
[B] カルシウム

高齢女性の慢性関節リウマチ予防
[B] ビタミンD

コエンザイムQ-10欠乏症
[A] コエンザイムQ-10

骨形成異常
[B] ビタミンD

骨髄性プロトポルフィリン症患者の日光過敏
[A] β-カロテン

[A] ＝★★★ [レベルA] …効きます、またはおそらく効きます
[B] ＝★★☆ [レベルB] …効くと断言はできませんが、効果の可能性が科学的に示されています
[C] ＝★☆☆ [レベルC] …効かない可能性が高いです、または効きません

骨粗鬆症
　［A］カルシウム、ビタミンD
　［B］魚油、ナイアシン、マグネシウム、マンガン
骨粗鬆症リスク低減
　［B］大豆
骨量の減少
　［A］カルシウム
子どもの高コレステロール血症
　［C］にんにく
子どものてんかん発作
　［B］中鎖脂肪酸
子どもの統合運動障害
　［B］魚油
子ども（就学前）の中耳炎の症状を緩和します。
　［B］キシリトール
子どもの肺炎のリスク低減
　［B］乳酸菌
子どものマラリア
　［B］ビタミンA
痔
　［B］サイリウム
C型肝炎
　［B］ラクトフェリン
　［C］セント・ジョンズ・ワート
子宮頸がん
　［C］β-カロテン
子宮頸がん予防およびリスクの低減
　［C］β-カロテン
子宮頸部形成異常（ヒトパピローマウイルス感染）
　［B］緑茶
子宮体がん
　［C］β-カロテン
子宮体がんリスク低減（予防）
　［C］β-カロテン
子宮摘出手術後の痛み
　［B］マグネシウム
子宮内膜がんのリスク低減
　［B］魚油
　［C］レッドクローバー
子宮の成長抑制
　［C］エイコサペンタエン酸
持久力運動時における疲労
　［C］コリン
思考能力の向上
　［B］イチョウ葉
思考力や記憶力
　［B］朝鮮人参
自己免疫性甲状腺炎（橋本病）
　［B］セレン
歯周病（塗布）
　［B］キトサン
　［C］魚油、コエンザイムQ-10
シスチン尿症
　［C］グルタミン
歯石予防
　［B］亜鉛
湿疹
　［C］亜鉛
自閉症
　［C］イノシトール、ビタミンB_6
重病患者の筋肉の衰えの予防
　［B］中鎖脂肪酸
手根管症候群
　［C］ビタミンB_6
手術後の吐き気・嘔吐
　［B］ショウガ
手術後の眼の回復
　［B］ビタミンE
腫脹の予防

［A］＝★★★［レベルA］…効きます、またはおそらく効きます
［B］＝★★☆［レベルB］…効くと断言はできませんが、効果の可能性が科学的に示されています
［C］＝★☆☆［レベルC］…効かない可能性が高いです、または効きません

[B] ヨウ素

出血や血栓の予防
[A] ビタミンK

消化不良
[A] マグネシウム
[B] ウコン、マリアアザミ

小脳運動失調
[C] コリン

静脈瘤
[B] セイヨウトチノキ、メリロート

食事療法と併せた減量
[B] カルシウム

女性の循環器系疾患と末梢血管疾患リスク低減
[B] ビタミンC

しわ
[B] ビタミンC

腎移植を受けた患者の骨量減少の予防
[C] ビタミンD

子癇前症（妊娠中毒症）
[B] カルシウム

神経管閉鎖予防（胎児の）
[A] 葉酸

真菌による皮膚感染症の予防
[B] にんにく

進行がん患者の体重減少
[B] 魚油

人工透析に使用されるグラフトの詰まり防止
[B] 魚油

人工透析患者の高コレステロール血症や貧血の改善
[B] キトサン

心疾患のリスク低減（予防）
[B] α-リノレン酸、オリーブオイル
[C] セレン
[C] ルテイン

心疾患や循環障害による心臓発作再発のリスク低減
[B] ナイアシン

心室頻拍
[A] マグネシウム

心臓移植後の高血圧・腎臓障害
[B] 魚油

腎臓結石
[B] ビタミンB$_6$、マグネシウム

心臓性自律性ニューロパシー
[C] α-リポ酸

心臓の異常
[B] マグネシウム

心臓バイパス手術後の血管再閉塞リスク低減
[B] 魚油

心臓病
[C] 大豆、β-カロテン

心臓病のリスク低減（予防）
[A] オート麦
[A] 魚油
[B] コエンザイムQ-10
[C] β-カロテン
[C] ビタミンE

心臓病・心不全の症状改善
[B] カルニチン

腎臓病（腎疾患。ただし重症）
[C] サイリウム

腎臓病患者の心臓発作と脳卒中のリスク低減
[B] N-アセチルシステイン

腎臓病患者（重篤）の赤血球数増加
[A] カルニチン

腎臓病の尿中たんぱく低下
[B] 大豆

[A] ＝★★★ [レベルA] …効きます、またはおそらく効きます
[B] ＝★★☆ [レベルB] …効くと断言はできませんが、効果の可能性が科学的に示されています
[C] ＝★☆☆ [レベルC] …効かない可能性が高いです、または効きません

身体化障害
　[B] セント・ジョンズ・ワート
心不全
　[C] ビタミンE
　心不全（静脈投与）
　[B] 鉄
腎不全による低カルシウム血症（腎性骨形成異常）
　[A] ビタミンD
すい臓・前立腺がんのリスク低減（予防）
　[C] ビタミンC
すい臓がんのリスク低減（予防）
　[C] ビタミンE、β-カロテン
睡眠障害
　[C] ビタミンB_{12}
頭痛
　[A] カフェイン
性器ヘルペス
　[B] プロポリス
　性器ヘルペスの再発予防
　[C] エキナセア
制酸剤（炭酸カルシウム）
　[A] カルシウム
脆弱X症候群
　[C] 葉酸
せきや鼻水など花粉症の症状緩和
　[C] エイコサペンタエン酸
セロトニン値の低い子どもの行動障害
　[B] ビタミンB_6
線維筋痛
　[B] 唐辛子（皮膚への塗布）
　[B] マグネシウム（リンゴ酸との併用）
全がんリスク低減
　[C] セレン
全身性エリテマトーデス
　[C] 銅
喘息
　[B] カフェイン、コリン
　[C] エイコサペンタエン酸、ヨーグルト
前立腺がん
　[C] サメ軟骨、β-カロテン
　前立腺がんリスク低減（予防）
　[C] セレン
　[C] β-カロテン
前立腺肥大（＝良性前立腺肥大症：236ページ）
　[B] ノコギリヤシ
騒音による難聴
　[B] マグネシウム
臓器不全
　[C] N-アセチルシステイン
双極性障害
　[B] 魚油
早産児の呼吸障害
　[B] カフェイン
　早産児の消化器官の炎症予防
　[B] アルギニン
創傷治療
　[B] セント・ジョンズ・ワート
躁病の症状
　[B] 分岐鎖アミノ酸
僧帽弁逸脱
　[B] マグネシウム
組織の再生
　[B] キトサン
そのほかの疾病・症状
　[B] N-アセチルシステイン
胎児の骨密度増加
　[A] カルシウム
体脂肪の減少

[A] ＝★★★［レベルA］…効きます、またはおそらく効きます
[B] ＝★★☆［レベルB］…効くと断言はできませんが、効果の可能性が科学的に示されています
[C] ＝★☆☆［レベルC］…効かない可能性が高いです、または効きません

[B] 共役リノール酸

体重減少の促進
[B] 魚油

帯状疱疹
[A] 唐辛子

大腸および直腸のポリープ（結腸直腸腺腫）
[C] サイリウム

ダニよけ
[B] にんにく

多嚢胞性卵巣症候群
[B] イノシトール

多発性硬化症予防
[B] ビタミンD

単純ヘルペス2型感染症
[B] エゾウコギ

男性の脳卒中予防（食品からの摂取）
[B] マグネシウム

男性の性欲を高める
[B] マカ

男性不妊症
[B] ビタミンE

男性不妊症（生殖器官および組織の炎症による）
[B] カルニチン

胆石
[C] 植物ステロール

胆石予防
[B] カフェイン

胆嚢疾患
[C] レシチン

胆嚢疾患のリスク
[B] ビタミンC

遅発性ジスキネジアおよびジスフラキシア（運動障害）
[B] ビタミンE

注意欠陥多動性障害
[B] 亜鉛、魚油
[C] カフェイン、ドコサヘキサエン酸

腸性肢端皮膚炎
[B] 亜鉛

腸内菌の過剰
[C] 乳酸菌

通年性鼻炎（鼻塗布）
[C] 唐辛子

爪がもろい・割れやすい
[B] ビオチン

つわり
[B] ビタミンB_6

つわり予防
[B] ショウガ

低カリウム血症
[A] カリウム

鉄芽球性貧血
[A] ビタミンB_6

鉄欠乏児童の思考力と記憶や学習の改善
[B] 鉄

鉄欠乏症
[A] 鉄

鉄の吸収をよくする
[A] ビタミンC

冬季うつ病（季節性情動障害）
[C] イチョウ葉

頭頸部がん
[C] ビタミンE

頭頸部の腫瘍形成予防
[C] ビタミンA

銅欠乏症
[A] 銅

統合失調症
[C] イノシトール、コリン

[A] ＝★★★［レベルA］ …効きます、またはおそらく効きます
[B] ＝★★☆［レベルB］ …効くと断言はできませんが、効果の可能性が科学的に示されています
[C] ＝★☆☆［レベルC］ …効かない可能性が高いです、または効きません

糖尿病
　［B］グアーガム、大豆、朝鮮人参、ナイアシン、マリアアザミ
　［C］にんにく
糖尿病患者の血糖値低下
　［B］オート麦
　［B］サイリウム（食後血糖値）
糖尿病患者の血糖値・血清コレステロール値の低下
　［B］キサンタンガム
糖尿病性神経障害
　［B］大豆
　［C］イノシトール
糖尿病性神経症
　［A］唐辛子
糖尿病に関連する足の潰瘍
　［B］ヨウ素
糖尿病に伴う痛み（多発ニューロパシー）の緩和
　［C］セント・ジョンズ・ワート
糖尿病による眼疾患や色覚異常の改善
　［B］イチョウ葉
2型糖尿病
　［B］α-リポ酸、クロム
　［C］エイコサペンタエン酸、魚油、ドコサヘキサエン酸
2型糖尿病（肥満）
　［B］マグネシウム
2型糖尿病患者における腎臓病の予防
　［B］ビタミンB₁
2型糖尿病患者の尿たんぱく減少
　［B］ビタミンC
2型糖尿病のインスリン抵抗性の低下
　［B］アガリクス茸
2型糖尿病のリスク低減
　［B］カフェイン
　［C］ルテイン
2型糖尿病予防
　［C］ビタミンC
2型糖尿病、糖尿病の症状（腕や脚の焼けるような感じ、痛み、しびれなど）
　［B］α-リポ酸
糖尿病網膜症
　［B］ビルベリー
糖尿病予防
　［C］リコピン
動脈疾患
　［B］マグネシウム
動脈閉塞による脚のひきつりによる痛みと脚力低下（間欠性跛行）
　［B］アルギニン
ドライアイ
　［B］コンドロイチン硫酸
ナイアシン欠乏症
　［A］ナイアシン
にきび
　［B］亜鉛
にきび・にきび跡
　［B］α-ヒドロキシ酸（クリーム・ローション）
肉体労働の速さ、質、能力の向上
　［C］エゾウコギ
乳がん
　［C］サメ軟骨、にんにく、ビタミンE
乳がん手術後の腕の浮腫
　［C］ヘスペリジン
乳がんのリスク低減
　［B］大豆

［A］＝★★★［レベルA］…効きます、またはおそらく効きます
［B］＝★★☆［レベルB］…効くと断言はできませんが、効果の可能性が科学的に示されています
［C］＝★☆☆［レベルC］…効かない可能性が高いです、または効きません

[B] ビタミンA
[C] カルシウム
[C] ビタミンD

乳がん・結腸がん・直腸がんのリスク低減
[B] オリーブオイル

乳がん罹患歴のある方のほてり
[C] ビタミンE、ブラックコホシュ

乳腺線維症
[B] ヨウ素

乳糖不耐症
[B] ヨーグルト
[C] 乳酸菌

乳糖を消化できない乳幼児の栄養補給
[B] 大豆

乳房痛
[C] 魚油

乳児のアトピー性皮膚炎やロタウイルス性下痢
[B] ビフィズス菌

乳児の湿疹
[C] ビオチン

乳児のひきつけ
[A] ビタミンB_6

乳幼児のアトピー性皮膚炎
[B] 乳酸菌

乳幼児の下痢
[B] 大豆

妊娠高血圧
[C] エイコサペンタエン酸

妊娠高血圧腎症
[A] マグネシウム
[B] ビタミンE

妊娠高血圧腎症予防
[B] ビタミンC

妊娠出産時の健康維持
[B] β-カロテン

妊娠中の足のけいれん
[B] カルシウム

妊娠中のこむらがえり
[B] マグネシウム

妊娠中の胎児の神経管欠損症を予防
[B] コリン

認知症
[B] イチョウ葉
[C] コリン、レシチン

妊婦の血中鉄濃度の上昇
[C] 亜鉛

抜け毛
[C] 亜鉛

眠気
[A] ウーロン茶、緑茶

脳腫瘍
[C] サメ軟骨

脳卒中再発のリスク低減
[C] 葉酸

脳卒中の再発予防
[C] ビタミンB_6、ビタミンB_{12}

脳卒中のリスク低減（予防）
[B] エイコサペンタエン酸、カリウム、カルシウム、魚油、スイートオレンジ
[C] ビタミンC

嚢胞性線維症
[A] N-アセチルシステイン
[C] エイコサペンタエン酸

パーキンソン病
[B] コエンザイムQ-10

パーキンソン病のリスク低減（予防）
[B] カフェイン
[B] ビタミンE、緑茶

[A] ＝★★★ [レベルA] …効きます、またはおそらく効きます
[B] ＝★★☆ [レベルB] …効くと断言はできませんが、効果の可能性が科学的に示されています
[C] ＝★☆☆ [レベルC] …効かない可能性が高いです、または効きません

肺炎リスクの低減
　[B] α-リノレン酸
肺がん
　[C] サメ軟骨、にんにく、ビタミンE
　肺がんのリスク低減（予防）
　[C] セレン
肺疾患（様々な）において粘液を減らし呼吸を改善します。
　[A] N-アセチルシステイン
白内障
　[B] ビタミンB₁
　[C] 亜鉛、β-カロテン
　白内障の予防
　[B] ナイアシン、ビタミンA、ビタミンB₂、ルテイン
白斑
　[B] 葉酸
パニック障害
　[B] イノシトール
張りや腫れ
　[B] セイヨウトチノキ
ハンセン病
　[B] 亜鉛
ハンチントン病
　[B] コエンザイムQ-10
　ハンチントン病の症状緩和
　[B] ビタミンE
パントテン酸の欠乏症の予防と治療
　[A] パントテン酸
ビオチン欠乏症の予防と治療
　[A] ビオチン
ビタミンA欠乏症の治療と予防
　[A] ビタミンA
ビタミンB₁欠乏症
　[A] ビタミンB₁
ビタミンB₂欠乏症
　[A] ビタミンB₂
ビタミンB₆欠乏症
　[A] ビタミンB₆
ビタミンB₁₂欠乏症
　[A] ビタミンB₁₂
ビタミンC欠乏症
　[A] ビタミンC
ビタミンE欠乏症
　[A] ビタミンE
ビタミンK欠乏症
　[A] ビタミンK
皮膚がんリスク低減（予防）
　[C] セレン
非ホジキンリンパ腫
　[C] サメ軟骨
日焼けした皮膚や乾燥肌の治療
　[A] α-ヒドロキシ酸
　日焼け予防
　[B] ビタミンE
ピロリ菌治療の副作用予防
　[B] ビフィズス菌
　ピロリ菌による胃潰瘍
　[B] ビタミンC、にんにく
貧血
　[C] ビタミンA
ファンコニ症候群による低リン酸塩血症
　[A] ビタミンD
副甲状腺ホルモンや甲状腺ホルモン値が低いことによるカルシウム値の低下
　[A] ビタミンD
副腎皮質ステロイド服用時の骨減少
　[A] ビタミンD
二日酔いの予防
　[C] アーティチョーク
ブドウ膜炎患者の視力を改善

[A] ＝★★★ [レベルA] …効きます、またはおそらく効きます
[B] ＝★★☆ [レベルB] …効くと断言はできませんが、効果の可能性が科学的に示されています
[C] ＝★☆☆ [レベルC] …効かない可能性が高いです、または効きません

[B] ビタミン E

閉経期の骨粗鬆症
[B] 亜鉛

閉経後の高コレステロール血症
[C] レッドクローバー

閉経後の卵巣がんのリスク低減（予防）
[B] β-カロテン

閉経に伴うのぼせ
[C] 朝鮮人参

閉経前の乳がんのリスク低減（予防）
[B] β-カロテン

ベータサラセミア
[B] ビタミン E

ペラグラ
[A] ナイアシン

変形性関節症
[A] グルコサミン
[B] コンドロイチン硫酸、デビルズクロー、ナイアシン、ヒアルロン酸、β-カロテン、ルチン
[C] ビタミン E

片頭痛
[B] マグネシウム
[C] ビタミン B$_2$

片頭痛予防
[B] コエンザイム Q-10、ビタミン B$_2$
[C] 魚油

便秘
[A] オリーブオイル、センナ、マグネシウム
[B] アロエ、寒天、キサンタンガム、グアーガム、フスマ

便秘および軟便の緩和
[A] サイリウム

膀胱がん
[C] β-カロテン

膀胱がん死亡率の低下
[B] ビタミン E

膀胱がんリスク低減（予防）
[C] β-カロテン

膀胱の炎症
[B] アルギニン

放射性ヨウ素による急性被爆
[A] ヨウ素

放射線照射で生じる線維症
[B] ビタミン E

放射線治療による皮膚反応の治療と予防
[C] パントテン酸

勃起不全
[B] アルギニン、朝鮮人参

骨や軟骨の減少
[B] ビタミン C

ホモシステイン値（血中ホモシステイン：227 ページ）

マグネシウム欠乏症
[A] マグネシウム

末梢動脈閉塞性疾患（歩行時の痛み）
[C] にんにく

マンガン欠乏症
[A] マンガン

慢性化した肝疾患による脳障害（潜在性あるいは慢性肝性脳症）での精神機能や運動能力改善
[B] 分岐鎖アミノ酸

慢性関節リウマチ
[B] ビタミン E

慢性気管支炎・慢性閉塞性肺疾患（COPD）の合併症予防
[B] N-アセチルシステイン

[A] ＝★★★［レベル A］…効きます、またはおそらく効きます
[B] ＝★★☆［レベル B］…効くと断言はできませんが、効果の可能性が科学的に示されています
[C] ＝★☆☆［レベル C］…効かない可能性が高いです、または効きません

慢性疾患に起因する貧血
　[A] 鉄
慢性静脈不全
　[B] セイヨウトチノキ
慢性疲労症候群
　[C] 葉酸
慢性閉塞性肺疾患
　[B] マグネシウム
　[C] ザクロ
味覚の異常や減退
　[B] 亜鉛
ミクロスポリン服薬による腎臓障害・高血圧
　[B] 魚油
未熟児の体重増加
　[B] カルニチン
ミトコンドリア病
　[A] コエンザイムQ-10
耳掃除
　[C] オリーブオイル（塗布）
耳鳴り
　[C] 亜鉛、イチョウ葉
むくみなど静脈の疾患
　[B] セイヨウトチノキ
虫歯の予防
　[A] キシリトール
メタボリックシンドローム
　[B] マグネシウム
めまい
　[B] イチョウ葉
めまい予防
　[B] ショウガ
免疫力低下の防止
　[B] グルタミン
網膜色素変性症
　[C] ビタミンE

やけど痕の回復
　[B] 亜鉛
葉酸欠乏症
　[A] 葉酸
ヨウ素欠乏症
　[A] ヨウ素
腰痛
　[B] デビルズクロー
卵巣がんのリスク低減
　[B] ウーロン茶
リウマチ性関節炎
　[B] 魚油
良性前立腺肥大（＝前立腺肥大：230ページ）
　[A] 植物ステロール
良性乳腺疾患
　[C] ビタミンE
緑内障
　[B] イチョウ葉
旅行者下痢症の予防
　[B] 乳酸菌、ビフィズス菌
リン脂質抗体症候群の妊婦の流産予防
　[B] 魚油
レイノー症候群
　[B] イチョウ葉、魚油
ロタウイルスによる子どもの下痢
　[A] 乳酸菌

[A] ＝★★★ [レベルA] …効きます、またはおそらく効きます
[B] ＝★★☆ [レベルB] …効くと断言はできませんが、効果の可能性が科学的に示されています
[C] ＝★☆☆ [レベルC] …効かない可能性が高いです、または効きません

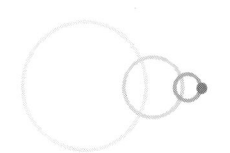

解説：病気、症状などの医学用語

- **赤身の肉**：red meatといいます。アメリカでは、牛肉、豚肉、羊肉、ヤギ肉の総称です。日本でいうヒレ肉のことではありません。鶏肉（七面鳥や鳩も含みます）や魚と区別して使用することばです。
- **あざ**：この本では紫斑のことを「あざ」としています。皮膚の内出血によります。最初は赤いですが、徐々に黒ずんで紫色に変わり、次に黄褐色となり、通常は2～3週間で消えます。
- **アナフラキシー**：アナフラキシーショック。IgE（イミュノグロブリンE）という抗体が関与しているアレルギー反応です。喉頭浮腫（のどにむくみができて、窒息状態になります）や気管支のけいれんのため呼吸困難となり、不整脈、低血圧あるいはショックが起こり、激烈な症状で死ぬこともあります。
- **アルツハイマー病**：記憶障害や認知症（245ページ）を起こします。脳の組織とその働きが進行的に衰えていきます。
- **ウイルソン病**：銅の代謝が障害されて、肝硬変や大脳の変性（247ページ）などを起こします。眼の角膜の周辺に緑色あるいは黄褐色の色素が沈着するのが特徴的です。
- **ウェルニッケ・コルサコフ症候群**：ウェルニッケ症候群とコルサコフ症候群とが同時に起こることがしばしばで、このよ

うな場合、ウェルニッケ・コルサコフ症候群といいます。ウェルニッケ症候群は、眼球運動の障害、瞳孔の変化、眼振（両方の眼球が同時に左から右へ、あるいは右から左へと、くり返して動くことです）などが特徴で、ビタミンB₁欠乏や慢性アルコール中毒のときに出現します。コルサコフ症候群の患者は、錯乱、記憶障害をもち、それを作り話で補おうとします。アルコール健忘症候群とも言います。

- **運動失調**：歩く、腕をあげるなどの比較的単純な動きでも、ひとつの筋肉だけによるのではなく、いくつかの筋肉が協調して行われています。このような筋肉の協調が失われ、動作ができなくなることをいいます。小脳や脊髄の病気にみられる症状です。

- **HDL-コレステロール**：HDLとは、高密度（比重）リポたんぱく（脂質とたんぱく質の複合体）のことです。血清HDL-コレステロールは冠動脈性心疾患のリスク（248ページ）を低減させることから、一般の人々には、善玉コレステロールとして知られています。

- **HIV/エイズ**：HIV（Human Immunodeficiency Virus. ヒト免疫不全ウイルス）に感染した場合、当初、感冒様症状を呈することもありますが、多くはほとんど症状もなく経過し、大部分は感染後6〜8週間で抗HIV抗体が陽性となります。感染機会の3カ月以降、抗体検査（HIV-1抗体・HIV-2抗体）・HIV-1抗体P24抗原による早期発見が重要です。陽性であっても、偽陽性があるので、精密検査（Western Blot法）を受けてください。核酸増幅試験もあります。そして無症候性キャリアの状態で平均10年程度経過した後、発熱、寝汗（盗汗）、リンパ節腫脹、下痢、体重減少などが起こってきます。この

状態をエイズ関連症候群（ARC = AIDS-related complex）といいます。ARCから寛解をくり返し、ついには免疫不全状態が進み、特徴的疾患であるカリニ肺炎、重傷のカンジダ症、難治性のヘルペス症、カポシ肉腫等を発症します。これをエイズ（AIDS）といいます。

●**LDL-コレステロール**：LDLとは低密度（比重）リポたんぱく（脂質とたんぱく質の複合体）のことです。アテローム性動脈硬化の原因物質と考えられていますので、一般の人々には、悪玉コレステロールとして知られています。

●**潰瘍性大腸炎**：原因不明の慢性疾患です。結腸と直腸に潰瘍ができます。主な症状は直腸からの出血、腹痛、下痢などです。貧血、低たんぱく血症、電解質の異常がしばしば起こります。

●**過敏性腸症候群**：大腸の組織には異常がないにもかかわらず、便秘、下痢、放屁、膨張（腸の中にガスがたまって腹部がふくれることです）などの症状が起こります。

●**鎌状赤血球貧血**：三日月あるいは鎌状の赤血球が出現してくる貧血です。溶血のために貧血が起こります。アフリカの家系に多く認められ、遺伝性です。

●**加齢黄斑変性症**：加齢とともに網膜の色素上皮の下に老廃物が蓄積します。それによって眼の黄斑（網膜の中心にある直径1.5〜2mm程度の小さい部分です）が障害されます。物がゆがんで見えたり、景色の真ん中が見えなくなったり、視力低下をまねくこともあります。

●**間欠性跛行**：足の筋肉への血行が悪くなり（動脈硬化によることが多いようです）、歩行時に突然歩行困難になり、激しい痛みが起こります。痛みは、主に下腿部のふくらはぎの筋肉に起こります。

- **乾癬**(かんせん)：いくつかのタイプがありますが、最も多いタイプは尋常性乾癬です。肘、膝、頭皮、背中、腹部に、赤い斑紋状の丘疹（少しもりあがった発疹です）を特徴とします。発疹には白い銀色の小さな鱗のようなものがともなっています。原因としては遺伝子の関与、白血球のひとつであるヘルパーT細胞の関与などが研究されています。
- **肝斑**(かんぱん)：皮膚に現れる、茶色の斑点。"しみ"のことです。
- **狂牛病（牛海綿状脳症）**：海綿状脳症（脳の中に空洞ができ、スポンジ状になる病気です）に感染した牛の中枢神経組織（脳や脊髄）に汚染された牛肉製品を摂取すると、摂取したヒトにこの脳症が起こります。クロイフェルト・ヤコブ病という認知症（245ページ）に似た症状です。原因はプロリンという物質で、コラーゲンなどのたんぱく質の中に見出されます。
- **巨赤芽球性貧血**：正常の大きさの赤芽球が比較的少なく巨赤芽球が非常に多い貧血です。胃粘膜の萎縮、その他の障害により、ビタミンB_{12}を吸収することができないために起こる悪性貧血が典型例です。なお、赤芽球とは、核をもっている赤血球で、健康者では、これが骨髄の中で成熟して赤血球となります。
- **近位筋障害**：筋肉は2点で骨などに付着しています。そのうちの動かない方を起始部あるいは近位部といいます。筋肉の近位部が障害される病気のひとつに、近位部筋緊張性筋障害（ミオパチー）があり、遺伝性といわれています。筋緊張、筋力低下、筋肉痛、はげ、白内障、心筋の伝導障害、性腺の萎縮などが起こります。
- **筋萎縮性側索硬化症**：筋肉を支配しているニューロン（神経

の細胞、突起、軸索とからなっている神経系の単位）が障害され、進行性に筋肉が萎縮し、筋力が低下していきます。中年期以降に発症し、2〜5年以内に死亡することが多いようです。

- **「くすり」**：この本で、かぎかっこを付けて「くすり」と書いていることがあります。医薬品であることもありますが、昔から一般の人が真偽は別にしまして、"くすり"として使用してきたものも含まれています。
- **クローン病**：大腸の潰瘍と、大腸粘膜の全層にわたって炎症が起こります。わが国では、いわゆる難病とされています。
- **抗酸化（作用）**：フリーラジカルや他の物質のオキシダント（酸化性物質）効果を中和することをいいます。フリーラジカルとは1個以上の不付電子（分子や原子の最も外側の軌道にあって、対になっていない電子）をもち、高い反応性をもっていて、他の物質から電子を得ようとする原子または分子です。動脈硬化、がん、老化の原因といわれています。体内では、スーパーオキシドジスムターゼやグルタチオンペルオキシダーゼなどの酵素がフリーラジカルを捕捉しています。さらに、ビタミン（ビタミンC、E、β-カロテンなど）、ミネラル（セレンなど）は、抗酸化作用をもっているといわれています。しかし、これら栄養素の大量摂取が、心筋梗塞、狭心症、がんの予防や治療に有効であるかどうかは、現在のところ必ずしも明らかではありません。
- **サラセミア（地中海貧血）**：遺伝性で、ヘモグロビン（赤血球の色素）の代謝障害です。血液に異常を認めないものから、重症で致命的な貧血まで多様な病気です。
- **サルコイドーシス**：原因不明の全身性の肉芽腫症で、特に間

質性肺線維症（肺胞の壁に炎症が起こり、次第に壁が厚くなり、硬い組織、すなわち線維に変化する病気）を起こします。また、リンパ節、皮膚、肝臓、脾臓、眼、指の骨、耳下腺なども浸します。肉芽腫とは、通常小さい顆粒状の、硬く変化した食細胞（白血球の仲間であるマクロファージなどで、細菌やウイルスなどを食べます）がグループをなして密集したものです。

- **自己免疫疾患**：細菌、ウイルス、その他の異物を認識して排除するのが免疫系です。この免疫系が自分自身の組織や細胞に対して、過剰に反応して攻撃することがあります。このようなことで症状を来す病気の総称です。全身性エリテマトーデス（243ページ）、橋本病（246ページ）などです。

- **手根管症候群**：特に夜間に手の感覚異常、ときに筋肉の萎縮が生じます。手首の手のひら側の骨と靱帯に囲まれたトンネルを手根管といいます。この手根管のなかを手の神経である正中神経と筋肉の腱がとおっています。手根管が正中神経をしめつけ、しびれ、痛み、運動障害を起こします。両側性で、男性よりも女性によく発症します。

- **上薬、中薬、下薬**：中国の医学書である神農本草経集註（陶弘景：AD456〜AD536）によりますと、上薬（人参、甘草、桂皮など）は不老長寿に、中薬（生姜、葛根、麻黄など）は健康維持に、下薬（大黄、杏仁など）は治療に用いるとしています。

- **振せん**："ふるえ"のことです。反復性、規則性です。自分の意思に反して、手指がブルブルと小きざみにふるえていることがありますが、これも振せんのひとつです。

- **推奨量**：栄養素の摂取量が推奨量でありますと、必要量を充

足している率が97.5％となります。摂取量が推奨量以上でありますと、「必要量を充足している」と言えるでしょう。

- **推定平均必要量**：栄養素の摂取量が推定平均必要量でありますと、必要量を充足している率は50％、逆に不足している率も50％です。摂取量が推定平均必要量も少ない場合には、「必要量を充足していない」と考えてよいでしょう。

- **脆弱X症候群**：遺伝子（DNA）に異常が認められます。精神遅滞、特徴的な顔貌、巨大な睾丸などの所見を呈します。

- **線維筋症**：筋力低下、疲労、睡眠障害をともない、広範囲にわたって筋肉が痛む病気です。原因は不明です。

- **全身性エリテマトーデス**：結合組織病のひとつです。顔に蝶々形の紅斑（赤い斑紋状の発疹）ができます。紅斑は、頸部や上肢にも出てきます。発熱、脱力感、関節痛をきたします。リンパ節の腫大、胸膜炎、心膜炎、貧血、腎臓病など種々の所見を示します。

- **双極性障害**：躁（そう）状態とうつ状態とが交互に出現する感情の障害です。

- **耐容上限量**：栄養素の摂取量（食べ物からの摂取量とサプリメントとの摂取量とを合わせた量）が耐容上限量以上でありますと、過剰摂取による健康障害（副作用）が出てくるようになります。栄養素をサプリメントで取る時は、耐容上限量未満でなければなりません。

- **多発性硬化症**：中枢神経の脱髄疾患で、脳と脊髄に硬化斑をつくります。種々の症状を呈しますが、典型的な症状は、視力喪失、視覚異常、脱力、異常感覚、膀胱異常、気分変化などです。

神経細胞は軸索という長い突起をもっています。軸索は信号

の伝達、出力を行っています。この軸索を髄鞘（ずいしょう）が数珠状につらなって巻きついている神経を有髄神経といいます。脱髄疾患とは、この髄鞘が障害されている疾患です。

- **遅発性ジスキネジア**：ジスキネジアとは、自己意志による運動が困難なことで、錐体外路（身体の運動に影響を及ぼす脳の部分）が障害されています。遅発性ジスキネジアは、長期間にわたる抗精神薬物療法の副作用として起こり、顔面の筋肉や舌の不随意運動です。

- **注意欠陥多動性障害**：短期間、記憶が障害される、注意が散漫になりやすい、仕事の完遂があまりできなくなる、指示に従うのが困難となる、あまり考えないですぐに行動する、落ち着かない、手指を理由も無く動かす、もじもじするなどの行動障害です。

- **天疱瘡（てんぽうそう）**：口腔粘膜や皮膚に水疱とびらんのできる自己免疫疾患（242ページ）です。二つのタイプがありますが、そのうちの尋常性天疱瘡は重篤な疾患で、水疱は初め比較的狭い範囲に限られていますが、2～3カ月後には多くなり、全身に広がり、容易に破れて治りが遅いようです。

- **トウレット症候群**：フランスの医師Tourette Gdlにちなんでチックのことを指します。ある筋肉が、習慣的に収縮をくり返す症状です。多すぎるまばたき、顔のひくつき、咳ばらい、鼻をすする、舌なめずりをするなどです。不安、注意欠陥多動性障害などの行動障害や登校拒否、対人関係の障害などの人格障害を認めることもあります。

- **特定保健用食品**：健康食品・サプリメントであって食品安全委員会が安全性を、消費者委員会が有効性と安全性を審査し、消費者庁が許可するものです。有効性は、ヒトを対象とした

無作為化比較試験(臨床試験)で検証されています。一定の基準内ですが、いわゆる"効能・効果"(食品では機能強調表示といいます)を表示することができます。

● **トルサード デ ポン (torsade de pointes)**：心電図の波形であるQTが延長していて、特殊なタイプの心室頻拍(心室から連続して起こる電気刺激によって頻脈を呈する病態)の患者を、トルサード デ ポンといいます。深刻な不整脈(心室細動)、突然死を起こすこともあります。通常、マクロライド系抗生物質(エリスロマイシンなど)、抗真菌薬、抗ウイルス薬、抗ヒスタミン薬、抗うつ薬などで起こります。QT延長は先天性の場合もあります。

● **乳び胸症**：胸腔(胸壁の内部の空間)に乳び(消化過程で、腸から取り込まれる混濁した白色の液体で、主として脂肪が乳だくしたもの)が蓄積されることをさします。

● **ニューロパシー**：以前は神経系のいかなる部分の、いかなる障害に対しても用いられていましたが、現在では、脳神経(脳から直接出ている末梢神経の総称で、視神経、三叉神経、迷走神経、顔面神経など12個あります)または末梢神経系の疾病を表します。

● **認知症**：進行的に認知(思考、学習、記憶など)・知的機能が失われていきます。しかし、知覚や意識の障害をともないません。アルツハイマー病(237ページ)が典型的な病気のひとつです。

● **パーキンソン病、パーキンソン症候群**：パーキンソン病は神経伝達物質ドパミンの欠乏が原因です。筋肉が律動的にふるえる、筋肉が硬直する、加速歩行をする、仮面状の顔つきになるなどの症状が見られます。パーキンソン症候群は、他の

疾患や薬剤の副作用などにより、上記症状の一部がみられるものです。

- **橋本病**：リンパ球が甲状腺に入りこみ、結果として甲状腺腫となり、甲状腺が破壊され、甲状腺の機能が低下します。自己免疫疾患（242ページ）の最初に見つけられた病気です。

- **ハンチントン病**：通常30〜40歳で発症します。脳の神経が変性（247ページ）している、遺伝性の疾患です。四肢や顔面の筋肉が不規則で、けいれんのように動きますので舞踏病といわれます。さらに、認知症（245ページ）も起こります。

- **ヒトプラスマ症**：土壌中の真菌（かび、キノコ、酵母をまとめたもの）の胞子（生殖細胞）を吸収することによって起こる肺炎で、突発的に大流行することがあります。

- **ファンコニー症候群**：同一家族内に起こる難治性の貧血です。赤血球、白血球などの減少、骨髄が形成されない、先天性奇形を伴うなどの特徴を持っています。また、腎尿細管（腎臓の糸球体という組織で作られた尿が通り、再吸収や分泌などを受ける組織）の機能が障害されるタイプもあります。

- **プロテインS欠乏症**：プロテインSは、ビタミンK依存性の抗血液凝固作用を持つたんぱく質です。プロテインCのコファクター（補助因子。酵素の活性発現に必要な因子）として働きます。先天性です。プロテインCとSの濃度と血栓症（脳血栓、心筋梗塞、狭心症など）との関係は、十分にはわかっていません。

- **ヘモクロマトーシス**：摂取した鉄の吸収過剰により、肝臓、膵臓、皮膚にヘモシデリン（40％近い鉄を含むたんぱく質です）が沈着します。経口的にあるいは静脈注射などにより鉄を大量に摂取した場合や、輸血を大量に行った場合に生じる

こともあります。
- **変性**：この本で使われている変性とは、細胞内に質的に異常な代謝産物や異常といえない物質が大量に貯留したり、細胞外に存在する物質が細胞内に過剰に蓄積したりして、細胞の働きが低下していることを指しています。
- **ポリフェノール**：5,000種類以上もあります。植物の色素などの成分で、植物細胞の生成、活性化に関係しているようです。カテキン、アントシアニン、イソフラボン、ルチンなど、健康食品・サプリメントの成分として用いられています。
- **慢性疲労性症候群**：原因不明で、日常生活に支障が出るほどの脱力感、または疲労感が少なくとも6カ月間続きます。休憩や睡眠では改善しません。同時に、頭痛、筋肉痛、関節痛、咽頭痛、頸部または腋窩部のリンパ節の圧痛、認知障害なども起こります。
- **46通知**：「よんろくつうち」と呼ばれています。昭和46年に、当時の厚生省が、「くすり」(241ページ)であっても、食品として使用してもよいものを植物性由来のもの、動物性由来のもの、化学物質に分けて公表しました。しかし、効能・効果を表示することはできません。
- **ライム病**：マダニがスピロヘータという微生物を媒介して発症します。皮膚にこの病気特有の紅い斑点ができ、発熱、倦怠感、疲労感、頭痛、頸部硬直、そして数週から数カ月後に、神経、関節の症状が起こることがあります。アメリカに多く認められ、わが国では比較的珍しい病気です。

脳および脊髄は三つの膜で保護されていて、骨髄膜といいます。脳脊髄に感染が起こりますと、髄膜刺激症状を来たします。頸部硬直とは、髄膜刺激症状のひとつで、患者の頭部を

持ち上げますと抵抗があることを指します。
- **リスク**：ある疾病の罹患率あるいは死亡率のことです。罹患率とは、例えばある1年間に新たに胃がんになった人々を分子、その期間の中央時点（7月1日）の人口を分母としたもので、人口千対で表します。死亡率の分子は、胃がんが原因で死亡した人々で、分母はその期間の中央時点の人口です。
- **レーベル氏病**：レーベル（Lebel）とつく病気には、遺伝性視神経萎縮、先天性黒内障など眼の病気がいくつかあります。遺伝性視神経萎縮（視神経症）は、比較的急激な視力低下で始まります。タバコ、アルコール、糖尿病などが発症のきっかけとなることがあるようです。視神経や錐体（延髄にあって運動神経の線維が集まっています）が変性（247ページ）し、重篤な弱視や失明をもたらします。なお、黒内障（くろそこひ）は、外見上や眼底に病変が無いのにもかかわらず、高度の視力障害のある病気の総称です。

【五十音索引】

あ

アーティチョーク	2
亜鉛	3
青紫蘇	85
青茶	23
アガー	49
赤芝	210
赤紫蘇	85
赤タマネギ	110
アカツメクサ	213
赤唐辛子	123
アガリクス茸	6
アガリクスブラゼイムリル	6
秋ウコン	26
アスコルビン酸	152
アスタキサンチン	7
アスパラサス・リネアリス	207
アセチルグルコサミン	64
アセチルコリン	77
アセロラ	8
アダプトゲン	31
アブラツノザメ	83
亜麻仁油	9
アマニ油	9
アメリカショウマ	166
アルギニン	10
アルギン	12
アルギン酸塩	12
アルファルファ	16
アレキサンドリアセンナ	105
アロエ	18
アロエベラ	18
安息香酸ナトリウムカフェイン	38
アンデスニンジン	185

い

イースト	142
イエルバ・マテ	188
イコサペンタエン酸	27
イコニル	63
イサゴール	80
イソチオシアネート	93
イソフラボン	61
イチョウ葉	20
イチョウ葉エキス	20
イノシット	22
イノシトール	22
イブキジャコウソウ	109
インドオオバコ	80

う

烏龍茶	23
ウーロン茶	23
宇金	26
欝金	26
ウコン	26
ウバザメ肝油	86
ウマグリ	96
ウルフベリー	60

え

エイコサペンタエン酸	27
エキナケア	29
エキナシア	29
エキナセア	29

249

エゾウコギ	31	オリーブ油	35
N-アセチルグルコサミン	64	オリーブオイル	35
N-アセチルシステイン	32	オリゴ糖	36
エピガロカテキンガレート	23, 203	オルトバナジン酸	138
L-アルギニン	10	オレンジ	89
L-アルギニン塩酸塩	10	オレンジスイート	89
L-カルニチン	47	オンジ	98
L-グリシン	63	遠志	98
L-グルタミン	65		
L-グルタミン酸	65		
エルゴカルシフェロール	155	**か**	
エルバマテ	188	ガーデンタイム	109
塩化カリウム	42	ガーリック	135
塩化クロム	69	カシス	37
塩化コリン	77	葛花	61
塩化チアミン	147	葛根	61
塩化マンガン	192	カフェイン	38
塩酸アルギニン	10	カプリル酸	113
塩酸ピリドキシン	149	ガラクトオリゴ糖	36
燕麦	34	カラスムギ	34
		カリウム	42
お		カルシウム	44
王乳	215	ガルシニア	46
オオアザミ	191	ガルシニアカンボジア	46
オーツ	34	カルニチン	47
オート麦	34	カロテノイド	173, 202
オート麦フスマ	34	カロテノイド類	7
大葉	85	カワリハラタケ	6
オオバコ	80	岩藻	12
オタネニンジン	114	寒天	49
オニオン	110	ガンマ-アミノ酪酸	50
n-3系脂肪酸	55	肝油	55
オメガ3(ω-3)系脂肪酸	55	含硫化合物	93
n-9系脂肪酸	35		
オメガ9脂肪酸	35		

き

キサンタンガム	51
キサントフィル	209
キシリット	51
キシリトール	51
キシロオリゴ	36
キダチアロエ	18
キチンキトサン	52
キトサン	52
ギムネマ	53
ギムネマシルベスタ	53
ギャバ	50
キャンペストリス	51
キュラソーアロエ	18
姜	86
共役リノール酸	54
魚油	55
ギンキョウ	20
ギンコ	20
ギンコライド	20
銀杏	20

く

グアー	58
グアーガム	58
グアーフラワー	58
グア種子	58
クゥクア	132
クエン酸カフェイン	38
クエン酸カリウム	42
クエン酸カルシウム	44
枸杞	60
クコ属	60
クズ	61
葛	61
グリーンオニオン	110
グリーンティー	203
グリココール	63
グリシン	63
クルクミン	26
グルコサミン	64
グルコサミン塩酸塩	64
グルコサミン硫酸塩	64
グルコン酸カリウム	42
グルコン酸カルシウム	44
グルコン酸第一鉄	117
グルタミネート	65
グルタミン	65
グルタミン酸塩	65
グルマール	53
グレープフルーツ	67
グレープフルーツエキス	67
グレープフルーツエクストラクト	67
グレープフルーツオイル	67
グレープフルーツジュース	67
久礼奈為	178
クロスグリ	37
クロフサスグリ	37
クロム	69
クロレラ	70
クロレラ・ピレノイドーサ	70
クロレラ・ブルガリス	70
クロロフィル	92
桑	72
桑葉	72

け

ケープアロエ	18
ケルプ	12

こ

抗脚気ビタミン	147
酵母	142
高麗人参	114
紅藍	178
コエンザイム Q-10	73
コエンザイムキューテン	73
ゴートウィード	101
ゴーヤ	132
ゴカヒ	31
五加皮	31
コケモモ	168
ゴジベリー	60
コバラミン	151
米ぬか	74
米糠	74
コモンセージ	94
コモンタイム	109
コラーゲン	76
コラーゲンタイプⅡ	112
コラーゲンペプチド	76
ゴラカ	46
コリン	77
コルディセプス・シネンシス	125
コレカルシフェロール	155
コンドロイチン	78
コンドロイチン硫酸	78
コンドロイチン硫酸塩	78

さ

サーモフィルス菌	195
サーモンオイル	55
サイアミン	147
サイリウム	80
酢酸カリウム	42
柘榴	82
ザクロ	82
ザボン	67
サメ軟骨	83
サメ軟骨エキス	83
サラシナショウマ	166
酸化銅	122
酸化マグネシウム	186
サンセキリュウ	82
ザントモナス	51
サンマッシュルーム	6

し

シアノコバラミン	151
シゴカ	31
刺五加	31
システイン	32
シソ	85
紫蘇	85
シトラスシードエキス	67
シトラスシードエクストラクト	67
シトラスバイオフラボノイド	175
シナガワハギ	194
シベリアジンセン	31
シベリア人参	31
シマテングサ	49
シャークリバーオイル	86
ジャン	86
重炭酸カリウム	42
シュロシ	137
ショウガ	86
生姜	86
ショウキョウ	86
植物エストロゲン	107

植物ステロール	88
植物プロテアーゼ濃縮物	170
シリビン	191
シリマリン	191
シロマイタケ	184
深海サメ肝油	86
ジンジャー	86
ジンセン	114

す

スイートオレンジ	89
スイートクローバー	194
末摘花	178
スクアラン	86
スクアレン	86
スターフラワー	182
ステビア	90
ステビオサイド	90
ステビオシド	90
スパニッシュセージ	94
スピルリナ	92
スルフォラファン	93

せ

ゼアキサンチン	209
聖母アザミ	191
セイヨウエビラハギ	194
セイヨウオトギリソウ	101
西洋弟切草	101
セイヨウトチノキ	96
セージ	94
石榴皮	82
セキリョウ	82
セネガ	98

ゼラチン	76
セレニウム	99
セレノメチオニン	99
セレン	99
セント・ジョンズ・ワート	101
センナ	105

そ

ソーパルメット	137
そばポリフェノール	208

た

ターメリック	26
ダイエタリーファイバー	58
ダイエットファイバー	165
タイサン	135
大豆	107
大豆サポニン	107
大豆レシチン	107, 212
ダイゼイン	61
タイム	109
鷹の爪	123
タチジャコウソウ	109
脱アセチル化キチン	52
タマネギ	110
タマリンド	46
タラ	55
炭酸カルシウム	44

ち

チアミン	147
チオクト酸	15
チキンコラーゲン	112

地骨皮	60		
ヂコッピ	60		
中国茶	23		
中鎖脂肪酸	113		
朝鮮アザミ	2		
朝鮮人参	114		
チリペッパー	123		
チンネベリセンナ	105		

つ

ツルレイシ …………………………132

て

鉄……………………………………117
デビルズクロウ ……………………119
デビルズクロー ……………………119
テングサ …………………………… 49

と

銅……………………………………122
唐辛子 ………………………………123
冬虫夏草 ……………………………125
トウチュウカソウ …………………125
ドコサヘキサエン酸 ………………126
トコトリエノール …………………157
トコフェロール ……………………157
鶏コラーゲン ………………………112

な

ナイアシン …………………………128
納豆エキス …………………………130
ナットウキナーゼ …………………130

に

苦瓜…………………………………132
ニガウリ……………………………132
にがり………………………………186
ニコチン酸アミド …………………128
ニコチン酸クロム ………………… 69
二酸化マンガン ……………………192
西インドチェリー ………………… 8
偽サフラン …………………………178
乳酸カルシウム …………………… 44
乳酸菌 ………………………133, 195
乳清たんぱく質 ……………………179
ニンジン……………………………114
にんにく……………………………135
大蒜…………………………………135

ぬ

ぬか………………………………… 74

ね

ネーブルオレンジ ………………… 89

の

ノコギリパルメット ………………137
ノコギリヤシ ………………………137
ノルウェイ産ケルプ ……………… 12

は

パイナップル ………………………170
パイナップル酵素 …………………170
ハイブッシュブルーベリー ………168

ハチヤニ	169
蜂脂	169
発酵大豆	130
バナジウム	138
バルバドスチェリー	8
バレンシアオレンジ	89
蕃椒	123
バンショウ	123
パントテン酸	140
パントテン酸カルシウム	140

ひ

ヒアルロナン	141
ヒアルロン酸	141
ヒアルロン酸ナトリウム	141
ビール酵母	142
ビオチン	143
美遠志	98
微細藻類	7
ビタミン A	144
ビタミン B_1	147
ビタミン B_2	148
ビタミン B_3	128
ビタミン B_5	140
ビタミン B_6	149
ビタミン B_7	143
ビタミン B_8	22
ビタミン B_9	197
ビタミン B_{12}	151
ビタミン B(t)	47
ビタミン B 群	147, 148
ビタミン C	152
ビタミン D	155
ビタミン E	157
ビタミン H	143
ビタミン K	159
ビタミン M	197
ヒドロキシアパタイト	44
ヒドロキシクエン酸	46
ヒドロキシコハク酸	12
ヒドロキシ酢酸	12
ビフィズス菌	133, 161
ビフィドバクテリウム	161
ヒペリクム	101
ヒメウスノキ	163
ヒメハギ	98
ヒメマツタケ	6
非沃斯	162
ヒヨス	162
ヒヨスヨウ	162
ピリドキシン	149
ビルベリー	163
ヒレアザミ	191
ヒロハセネガ	98

ふ

フィトエストロゲン	213
フィトケミカル	93
フィトステロール	88
フィロキノン (K_1)	159
フェリチン	117
フスマ	165
プテロイルグルタミン酸	197
フマル酸第一鉄	117
ブラックカラント	37
ブラックコホシュ	166
フラックスオイル	9
ブラックマルベリー	72
フラボノイド	208
ブラン	165

ブリンドルベリー	46
ブルーベリー	168
ブルガリア菌	195
フルクトオリゴ糖	36
ブレインフード	181
フレンチタイム	109
プロバイオティクス	133, 161, 195
プロビタミンA	173
プロポリス	169
ブロメライン	170
ブロメリン	170
分岐鎖アミノ酸	171
ブンタン	67
文旦	67

へ

ベータカロチン	173
ベータシトステロール	88
ヘスペリジン	175
紅麹	176
紅麹米	176
紅花	178
紅花油	178
ヘム鉄	117
ペルーニンジン	185

ほ

ホエイプロテイン	179
ホースチェストナット	96
ホクチュウソウ	125
ホスファチジルコリン	77
ホスファチジルセリン	181
ホソバセンナ	105
ポピドンヨード	199

ポメロ	67
ボラージ	182
ボラージ草	182
ボリジ	182
ボリジオイル	182
ホワートルベリー	163
ホワイトマルベリー	72
ボンタン	67

ま

マイクロアルジェ	92
舞茸	184
マイタケ	184
マカ	185
マカマカ	185
マグネシウム	186
マグワ	72
マテ	188
マテ茶	188
マテリーフ	188
マリアアザミ	191
マルベリー	72
マロニエ	96
マンガン	192
マンネンタケ	210

み

ミルクシスル	191

む

虫キノコ	125
無水カフェイン	38
ムラサキウマゴヤシ	16

紫芝 …………………………210	藍藻 ………………………… 92
ムラサキメクサ ………………213	
ムラサキバレンギク ……………… 29	

り

リコピン ………………… 202
リコペン ………………… 202
リノレン酸 ………………… 9
リポ酸……………………… 15
リポシトール ……………… 22
リボフラビン ……………148

め

メタバナジン酸 ………………138
メナキノン (K$_2$) ………………159
メナジオン (K$_3$) ………………159
メリロート ……………………194
メンヘーデン油 ……………… 55

硫酸鉄 ……………………117
硫酸バナジウム ………………138
硫酸マグネシウム ……………186
緑茶 ……………………… 203
リン酸カリウム ………………… 42
リン酸カルシウム ……………… 44

も

モナゾール ………………… 63

る

ルイボスティー …………………207
ルチン ……………………… 208
ルテイン …………………… 209
ルリジサ ……………………182
るりちしゃ …………………182

ゆ

ユビキノン ………………… 73
ユビデカレノン ………………… 73

よ

ヨウ化カリウム ………………199
葉酸 …………………………197
ヨウ素………………………199
ヨーグルト …………………195
ヨード ………………………199
ヨーロッパブルーベリー …………163

れ

霊芝 …………………………210
レガロン ……………………191
レシチン ……………………212
レチナール …………………144
レチノイン酸 ………………144
レチノール …………………144
レッドイースト ………………176
レッドクローバー ……………213
レッドブッシュティー……………207

ら

ライオンゴロシ ………………119
ラクトバチルス ………………133
ラクトフェリン …………………201
卵黄レシチン ………………212

ろ

ロイヤルゼリー ………………215
ローヤルゼリー ………………215

わ

若玉葱 …………………………110

他

α-トコフェロール ……………157
α-ヒドロキシ酸 ……………… 12
α-リノレン酸 ………………… 14
α-リポ酸 ……………………… 15
β-カロテン ……………………173
γ-アミノ酪酸 ………………… 50
γ-トコフェロール ……………157
Ⅰ型コラーゲン ………………… 76

【英字索引】

A

ACEROLA ……………………… 8
AGAR …………………………… 49
Agaricus ………………………… 6
Agaricus blazei ………………… 6
ALA ………………………… 14, 15
ALFALFA ……………………… 16
ALGIN ………………………… 12
ALOE …………………………… 18
ALPHA HYDROXY ACIDS …… 12
ALPHA-LINOLENIC ACID …… 14
ALPHA-LIPOIC ACID ………… 15

ARTICHOKE …………………… 2
ASTAXANTHIN ………………… 7

B

BCAA …………………………171
BETA-CAROTENE ……………173
BETA-SITOSTEROL …………… 88
BIFIDOBACTERIA ……………161
BILBERRY ……………………163
BIOTIN …………………………143
BITTER MELON ………………132
BLACK COHOSH ……………166
BLACK CURRANT …………… 37
BLACK MULBERRY ………… 72
BLUEBERRY …………………168
BLUE-GREEN ALGAE ……… 92
BRANCHED-CHAIN AMINO
ACIDS …………………………171
BREWER'S YEAST ……………142
BROMELAIN …………………170

C

CAFFEINE …………………… 38
CALCIUM ……………………… 44
CAPSICUM ……………………123
CHICKEN COLLAGEN ………112
CHITOSAN …………………… 52
CHOLINE ……………………… 77
CHONDROITIN SULFATE …… 78
CHROMIUM …………………… 69
CLA …………………………… 54
COENZYME Q-10 …………… 73
COLLAGEN …………………… 76
CONJUGATED LINOLEIC ACID 54

COPPER	122
CoQ-10	73
CORDYCEPS	125
Corn sugar gum	51

D

DEVIL'S CLAW	119
DHA	126
Docoxahexaenoic Acid	126

E

ECHINACEA	29
EGCG	203
EICOSAPENTAENOIC ACID	27
EPA	27

F

FISH OIL	55
FLAXSEED OIL	9
FOLIC ACID	197

G

GABA	50
GAMMA-AMINOBUTYRIC ACID	50
GARCINIA	46
GARLIC	135
GINKGO LEAF	20
GLUTAMINE	65
GLYCINE	63
GRAPEFRUIT	67
GREEN TEA	203
GUAR GUM	58
GYMNEMA	53

H

HENBANE	162
HESPERIDIN	175
HORSE CHESTNUT	96
HYALURONIC ACID	141

I

I

INOSITOL	22
IODINE	199
IPA	27

L

LACTOBACILLUS	133
LACTOFERRIN	201
L-ARGININE	10
L-CARNITINE	47
LECITHIN	212
LUTEIN	209
LYCIUM	60
LYCOPENE	202

M

MACA	185
MAGNESIUM	186
MAITAKE MUSHROOM	184
MANGANESE	192
MATE	188
MCT	113
MEDIUM CHAIN TRIGLYCERIDES	113

MELILOT ·····················194
MILK THISTLE ·················191

N

N-ACETYL CYSTEINE ············ 32
NATTOKINASE ·················130
NIACIN ······················128

O

OATS ························ 34
OATS BRAN···················· 34
OLIGOSACCHARIDES ············ 36
OLIVE OIL ···················· 35
ONION ······················110
OOLONG TEA ·················· 23

P

PANTOTHENIC ACID ············140
PHOSPHATIDYLSERINE··········181
POTASSIUM ···················· 42
PROPOLIS ·····················169
PS ··························181

R

RED BUSH TEA·················207
RED CLOVER ··················213
RED YEAST····················176
RICE BRAN ···················· 74
ROYAL JELLY ·················215
RUTIN ······················ 208

S

SAFFLOWER ···················178
SAGE························ 94
SAW PALMETTO ···············137
SELENIUM ···················· 99
SENEGA ····················· 98
SENNA ······················105
SHARK CARTILAGE············· 83
SIBERIAN GINSENG ············ 31
SOY BEAN ···················107
ST.JOHN'S WORT ··············101
SULFORAPHANE ··············· 93
SWEET ORANGE ··············· 89

T

THYME ······················109
TRISHI MUSHROOM ············210
TURMERIC ···················· 26

V

VITAMIN A ···················144
VITAMIN B_1 ···················147
VITAMIN B_2 ···················148
VITAMIN B_6 ···················149
VITAMIN B_{12} ·················151
VITAMIN C ···················152
VITAMIN D ···················155
VITAMIN E ···················157
VITAMIN K ···················159

W

WHEAT BRAN ·················165

WHEY PROTEIN 179

X

XANTHAN GUM............... 51
XYLITOL 51

Y

YOGURT 195

Z

ZINC 3

安心して飲みたい人のための
健康食品ガイド

2012年10月5日　第一版第1刷発行

監　　修●田中平三
発行者●宇野文博
発行所●株式会社同文書院
　　　　〒112-0002
　　　　東京都文京区小石川 5-24-3
　　　　TEL 03-3812-7777
　　　　FAX 03-3812-7792
　　　　振替 00100-4-1316
印　　刷●中央精版印刷株式会社
製　　本●中央精版印刷株式会社

ISBN978-4-8103-3164-6　C3047　Printed in Japan
落丁本・乱丁本はお取り替えいたします。